中国社会科学院创新工程学术出版资助项目

U0331853

当 | 代 | 中 | 国 | 社 | 会 | 变 | 迁 | 研 | 究 | 文 | 库

新型农村合作医疗
制度信任的形成过程

房莉杰◎著

The Formation Process of Institutional Trust:
A Case Study of New Cooperative Medical Scheme

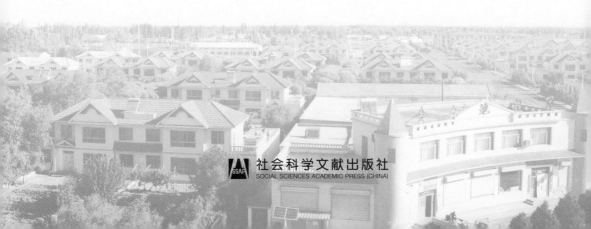

社会科学文献出版社
SOCIAL SCIENCES ACADEMIC PRESS (CHINA)

总序
推进中国社会学的新成长

中国社会学正处于快速发展和更新换代的阶段。改革开放后第一批上大学的一批社会学人，已经陆续到了花甲之年。中国空前巨大社会变迁所赋予社会学研究的使命，迫切需要推动社会学界新一代学人的快速成长。

"文革"结束后，百废待兴，各行各业都面临拨乱反正。1979年3月30日，邓小平同志在党的理论工作务虚会上，以紧迫的语气提出，"实现四个现代化是一项复杂繁重的任务，思想理论工作者当然不能限于讨论它的一些基本原则。……政治学、法学、社会学以及世界政治的研究，我们过去多年忽视了，现在也需要赶快补课。……我们已经承认自然科学比外国落后了，现在也应该承认社会科学（就可比的方面说）比外国落后了"。所以必须急起直追，深入实际，调查研究，力戒空谈，"四个现代化靠空谈是化不出来的"。此后，中国社会学进入了一个通过恢复、重建而走向蓬勃发展和逐步规范、成熟的全新时期。

社会学在其恢复和重建的初期，老一辈社会学家发挥了传帮带的作用，并继承了社会学擅长的社会调查的优良传统。费孝通先生是我所在的中国社会科学院社会学研究所第一任所长，他带领的课题组，对实行家庭联产承包制后的农村进行了深入的调查，发现小城镇的发展对乡村社区的繁荣具有十分重要的意义。费孝通先生在20世纪80年代初期发表的《小城镇·大问题》和提出的乡镇企业发展的苏南模式、温州模式等议题，产生广泛的影响，并受到当时中央领导的高度重视，发展小城镇和乡镇企业也随之成为中央的一个"战略性"的"大政策"。社会学研究所第三任所长陆学艺主持的"中国百县市经济社会调查"，形成了100多卷调查著作，已建立了60多个县（市）的基础问卷调查资料数据库，现正在组织进行"百村调查"。中国社会科学院社会学研究所的研究人员在20世纪90年代初期集体撰写了第一本《中国社会发展报告》，提出中国社会变迁的一个重要特征，就是在从计划经济走向社会主义市场经济的体制转轨的同时，也处于从农业社会向工业社会、从乡村社会向城市社会、从礼俗社会向法理社会的社会结构转型时期。在社会学所的主持下，从1992年开始出版的《中国社会形势分析与预测》年度"社会蓝皮书"，至今已出版20本，在社会上产生较大影响，并受到有关决策部门的关注和重视。我主持的从2006年开始的全国大规模社会综合状况社会调查，也已经进行了三次，建立起庞大的社会变迁数据库。

2004年党的十六届四中全会提出的构建社会主义和谐社会的新理念，标志着一个新的发展时期的开始，也意味着中国社会学发展的重大机遇。2005年2月21日，我和我的前任景天魁研究员为中央政治局第二十次集体学习作"努力构建社会主义和谐社会"的讲解后，胡锦涛总书记对我们说："社会学过去我们重视不够，现在提出建设和谐社会，是社会学发展的一个很好的时机，也可以说是社会学的春天吧！你们应当更加深入地进行对社会结构和利益关系的调查研究，加强对社会建设和社会管理思想的研究。"2008年，一些专家学者给中央领导写信，建议加大对社会学建设发展的扶持力度，受到中央领导的高度重视。胡锦涛总书记批示："专家们来信提出的问题，须深入研究。要从人才培养入手，逐步扩大社会学研究队伍，推动社会学发展，为构建社会主义和谐社会服务。"

目前，在恢复和重建30多年后，中国社会学已进入了蓬勃发展和日渐成熟的时期。中国社会学的一些重要研究成果，不仅受到国内其他学科的广泛重视，也引起国际学术界的关注。现在，对中国社会发展中的一些重大经济社会问题的跨学科研究，都有社会学家的参与。中国社会学已基本建立起有自身特色的研究体系。

回顾和反思20多年来走过的研究历程，社会学的研究中也还存在不少不利于学术发展的问题。

一是缺乏创新意识，造成低水平重复。现在社会学的"研究成果"不可谓不多，但有一部分"成果"，研究之前缺乏基本的理论准备，不进行已有的研究成果的综述，不找准自己在学科知识系统中的位置，没有必要的问题意识，也不确定明确的研究假设，缺少必需的方法论证，自认为只要相关的问题缺乏研究就是"开创性的"、"填补空白的"，因此研究的成果既没有学术积累的意义，也没有社会实践和社会政策的意义。造成的结果是，低水平重复的现象比较普遍，这是学术研究的大忌，也是目前很多研究的通病。

二是缺乏长远眼光，研究工作急功近利。由于科研总体上资金短缺，很多人的研究被经费牵着鼻子走。为了评职称，急于求成，原来几年才能完成的研究计划，粗制滥造几个月就可以出"成果"。在市场经济大潮的冲击下，有的人产生浮躁情绪，跟潮流、赶时髦，满足于个人上电视、见报纸、打社会知名度。在这种情况下，一些人不顾个人的知识背景和学科训练，不尊重他人的研究成果，不愿做艰苦细致的调查研究工作，也不考虑基本的理论和方法要求，对于课题也是以"圈"到钱为主旨，偏好于短期的见效快的课题，缺乏对中长期重大问题的深入研究。

三是背离学术发展方向，缺乏研究的专家和大家。有些学者没有自己的专门研究方向和专业学术领域，却经常对所有的问题都发表"专家"意见，"研究"跟着媒体跑，打一枪换一个地方。在这种情况下，发表的政策意见，往往离现实很远，不具有操作性或参考性；而发表的学术意见，往往连学术的边也没沾上，仅仅是用学术语言重复了一些常识而已。这些都背离了科学研究出成果、出人才的方向，没有能产生出一大批专家，更遑论大家。

这次由中国社会科学院社会学研究所学术委员会组织的当代中国社会变迁研究文库，主要是由社会学所研究人员的成果构成，但其主旨是反映、揭示、解释我国快速而巨大的社会变迁，推动社会学研究的创新，特别是推进新一代社会学人的成长。

李培林

2011.10.20 于北京

序

  本书是我的学生房莉杰，在其写的博士论文基础上修改完成的，她本想在以前的日子里就出版一本专著。大概是因为博士毕业之后工作太忙，直到最近她去英国伦敦政治经济学院进修，才将梳理完的稿子发给我，并让我在十天之内帮忙写个序言。碰巧我最近也忙于杂务，因此序言要么等到深思熟虑后再写，但这样会延后本书的出版时间，要么就简单写几句话，谈点体会，我选择了后者。

  房莉杰之所以找我写序，我想首先是因为我曾经是她的老师，我们彼此很熟悉，她相信我会给她写。简而言之，她找我写序，是"信任"我。这种"信任"是基于私人关系的信任，其中交往经验发挥着很重要的作用，大概是我所积累的"守信概率"比较高吧。其次，从成本收益分析的角度看，即使我不写，她的损失也不会很大，所以不妨试着找我看看。这两个方面是影响"信任"的因素，房莉杰在本书中都做了分析。

  按照房莉杰本人的说法，本书以新农合的制度信任为例，探索在中国当前情况下，制度信任的形成机制。她很自谦地说："在本项研究中并没有理论突破，而是尝试从多种理论视角对制度信任进行解释，最终从'过程'的角度将这些理论解释连接起来。"其实，做过学问的人都知道，即使是"连接"工作，做好也很不容易。房莉杰通过"制度信任的过程"确实将信任研究的信任文化、关系嵌入、理性分析、信任经验四个主要视角连接起来了，而且有模有样。我相信本书会对学术界有一定的贡献，会给做相关研究的研究者一定的启发，并且给促进制度信任、加强制度建设的种种实践提供一定的参考。

毫无疑问，制度建设是当今中国社会建设的重要内容。具有现代取向的、设计科学合理而又得以切实执行的制度体系，不仅是社会运行秩序的重要保障，也是社会协调发展、人民安身立命的重要前提。然而比较吊诡的是，如今时代的制度建设面临前所未有的艰难处境。利益集团的分化、价值观念的多元、社会变迁的迅速以及不确定性风险的广泛存在，这种种因素不只是加剧了制度设计的复杂性，也使得人们对于制度执行的可靠性心存怀疑。我们一方面呼吁制度建设，另一方面又在批判制度、违反制度，从而不停地推动制度变迁。从制度信任的角度看，或许可以说今天中国社会的制度信任不足，甚至在某种程度上存在制度信任危机，这产生的原因是非常复杂的，其中既有中国特色，又有全球共性，有相当大的深入探讨的空间。

根据个人的经验，我倾向于认为：基于共识的制度、重复实践的制度、制度选择的空间以及行动者预期的稳定性，都是影响制度信任的一些重要因素，进一步说，如果一项制度是外来的、强制的，比起内生的契约性制度，其获得的信任程度应该会低，"非我族类，其心必异"大概是一种比较普遍的心理定势；一项制度不能产出预期的实践或者针对不同的人在不同时间的产出不同，比起具有稳定重复的实践产出的制度，其获得的信任程度应该会低，这就是所谓的"听其言、观其行"；行动者面临更多的制度选择时，比起只有一种制度选择，其对制度的信任程度应该会低，这种情况下行动者常常只能是"宁信其有，不信其无"，不得已而为之；行动者的心理和行动预期越稳定，或许其对制度的信任程度会越高，但行动者变化的心理和不断增长的行动期望总是挑战具有相对稳定性的制度安排。当然，这里也存在反向的作用。如今时代的一个悲剧或许就在于不稳定的行动者与不稳定的制度之间存在恶性的循环刺激，以至于出现种种失范以及失范情境下种种病态的人。

就"信任"研究领域而言，我是一个外行人，但是我对内行人的研究成果很感兴趣，也充满期待。房莉杰是我招收的第一届全日制硕士研究生和博士研究生，她对自己要求比较严格，也确实敏学好问，具有不错的学术潜质，如今她已在社会政策研究领域崭露头角。基于以往的经验，我相信她会更加熟练地工作，开展更加深入的研究，取得更加优质的成果，从而为社会政策研究做出更多贡献，如果她能够更好地管理自己的话。

希望她一切如意。是为序。

洪大用教授

中国人民大学社会学系

2014 年 6 月 3 日

目　录

第一章
研究背景：合作医疗与制度信任

第一节 制度信任与中国现状

中国社会正处于快速转型过程中，从食品安全到医患冲突，现阶段的整体信任度低已经成为一个不争的事实。尽管具体的个人之间也存在不信任，但是所有的问题最终都指向维护社会正常运行的稳定机制——制度。

一 信任制度何以重要

在我们的生活中，信任无处不在。当我们借钱给熟人的时候，当我们与他人进行货币交易的时候，当我们驾车在公路上行驶的时候，信任都在发挥作用，我们无意识地、随时地将自己的信任付诸他人。信任对象可以是熟悉的人，比如你的老同学，你会基于老同学的品德和能力做出判断，因为你很熟悉你的老同学们，所以你会借钱给张三却不会借钱给李四。然而在大多数时候，你对信任对象并不熟悉，比如，你对迎面驶来的那辆车的驾驶者一无所知，但是你还是相信驾驶者会靠右行驶，所以你放心地与那辆车擦肩而过，而不担心那辆车会撞你。因为你知道靠右行驶是交通规则规定的，几乎每一个在中国境内驾车的驾驶者都会了解并遵守这项基本的规则。交通规则是一项具体制度，人类社会正是由形形色色的制度塑造而成。通过对符合制度规定的行为的认可与鼓励，以及对违反制度规定的行为的惩戒，将人们的行为控制在一定的范围内，这大大减少了社会的不确定性和风险，使人们形成稳定的心理预期，从而生长出信任（Zuker，1986；刘少杰，2006）。从这个角度上说，制度是信任的基础。

然而制度并不仅仅是信任的基础，事实上制度和信任的关系非常复杂，其中包含了两个全然不同的因果关系——制度既是信任的基础，又是信任的对象。虽然强制的制度可以减少不确定性，增强社会运行的稳定性，但却不能消灭不确定性于无形，因此再复杂、细致、完善的制度，其实施都要依赖最起码的信任，或者说"最小信任"（罗家德、叶勇助，2007）。换句话说，建立在制度基础上的稳定的心理预期要以信任制度为前提，尤其是对于自上而下实施的外在制度，以及以实施这些制度为目的的正式组织而言，人们要判断是否信任制度本身。"货币、真理（比如专家系统）与权力都是交往的普泛化媒介，它们是复杂性简化的载体。……复杂性简化以信任为前提。"（卢曼，2005：73）在这一方面，吉登斯也有类似论述，他认为信任不仅包括"对诚实或他人的爱的信念"，还包括"对抽象原则之正确性的信念"（刘少杰，2006）。

以货币系统为例，该系统营造了经济交易的稳定秩序，这种秩序将人们的信任和交易行为从熟人扩展到了陌生人、抽象组织等。但是货币系统的这一功能必须以社会的绝大多数成员接受和信任这一系统为前提，在一个急速通货膨胀或假币泛滥的社会，人们丧失对货币系统的信任，即意味着由货币系统建立起来的交易秩序的瓦解，建立在稳定秩序基础上的交易信任也随之不复存在。

因此，我们经常提到的对陌生人的信任，并不是对具体某个人的信任，而是对具体制度的信任。正如我们不是信任某位驾驶者，而是相信大多数驾驶者会遵守靠右行驶的规则，即信任交通规则会被有效执行；当我们使用货币进行交易的时候，也就是说我们信任货币系统会有效运行……可想而知，如果人们缺乏对制度的"最小信任"，制度就不可能有效实施，整个社会就会陷入无序状态。

二　中国的整体信任状况

中国目前存在较为严重的信任危机，这已经成为不争的事实，它表现在许多方面，包括人际不信任、对法规制度的不信任，以及对执行法规制度的机构的不信任等（冯仕政，2004；彭泗清，2003a）。从中国文化的角度，研究者认为中国传统的信任是以私人关系为基础的人际信任和道德性信任，这与现代社会所需要的法制性信任相抵触，中国目前缺乏建立法制性信任的社会基础与法律保障，这是产生信任危机的主要原因之一（冯仕政，2004；彭泗清，2003a）。也有研究者不是从文化的角度，而是从社会转型的角度得出类似结论，他们认为由于广泛的社会变动，原有的社会约束，或者说信任的制度基础减弱，而法制的不健全使适合现代社会的制度约束没有充分发挥作用，最终导致信任危机（张静，1997）。经济学家认为对传统文化的破坏，加上不合理的经济制度和政府行为导致了信任危机（张维迎，2003）。郑也夫分析了人格信任、货币系统、专家系统三个方面存在的信任危机，揭示了目前中国在维持信任的稳定机制上存在信任问题（郑也夫，2001）。

上述研究虽然从不同角度论述信任危机，但都走向一个结论，正如张静在她的文章中提到的，"每一种信任都包含了对约束机制本身的信任成分，故信任水平的变化，事实上反映了信任维持机制的变化——人们对它的有效性产生了怀疑"（张静，1997）。这正是中国目前信任危机产生的根本原因所在。正是在这一结论下，上述研究者进一步提出目前解决信任危机的根本途径是建立稳定的约束机制，包括完善法规、健全监督机制、规范政府行为、重塑社会道德、废除社会排斥机制等（郑也夫，2001；张维迎，2003；冯仕政，2004；张静，1997）。

综上所述，关于中国信任的相关研究都不约而同地聚焦于对维持社会信任的约束机制的信任，揭示了目前中国信任危机的根本原因。换句话说，中国目前的信任危机是"制度信任"的危机，即运行制度所需要的"最小信任"没有形成，而这在很大程度上归因于目前转型社会的背景。这进一步证明了在中国现阶段，研究制度信任的重要性。

第二节 以农村合作医疗制度为例理解制度信任

正是由于"制度信任"的研究在当今中国社会非常有实践意义，因此本书试图选择一个制度案例，诠释如何理解当今中国的制度信任，而农村合作医疗制度正是一个合适的制度案例。之所以选择这项制度作为研究案例，一方面，因为农村合作医疗制度是颇具中国特色的农村医疗保障制度，从"旧"的农村合作医疗制度到新型农村合作医疗制度（以下简称"旧农合"和"新农合"）的六十多年发展历程折射出中国社会的整体变迁；另一方面，由于新农合遵循"自愿参加"的原则，因此参合率似乎也给制度信任提供了一个具体的衡量指标。

一 何谓农村合作医疗制度

农村合作医疗制度是颇具中国特色的医疗保障制度，以 2002年为界，中国农村的合作医疗制度可以用"旧"和"新"区分。

旧农合出现于新中国成立初期，是一项以农村集体经济为基础的社区卫生保健制度，在计划经济时期一度覆盖90%以上的农村地区，改革开放后迅速衰落。而新农合的概念是在2002年底到2003年初出现的。

新农合是2003年开始启动的一项农村医疗保障制度，根据2003年1月卫生部、财政部、农业部发布的《关于建立新型农村合作医疗制度的意见》，国家对新农合的定义是："由政府组织、引导、支持，农民自愿参加，个人、集体和政府多方筹资，以大病统筹为主的农民医疗互助共济制度。"从这一定义可以看出，这项制度有如下几个突出特征：一是农民自愿参加；二是大病统筹为主；三是政府和农民共同承担筹资责任。2003年，卫生部在全国一部分农村地区启动试点，五年间这项制度发展迅速，截至2007年底，全国2859个县（区、市）中，已有2451个县（区、市）开展了新农合，参合农民7.3亿，参合率为86.2%[①]。到2008年，新农合已经覆盖了全国所有农村地区，参合率达到90%以上。也就是说，该项制度经过2003年至2007年五年的试点，2008年开始成为一项全国性的、全覆盖的制度。

新旧农合的不同更多体现在内容上，表1-1罗列了两者内容上的诸种差异。

从表1-1可以看出，在内容方面，两个阶段的合作医疗有着本质上的不同。前者是农民之间的一种社区"合作"，后者虽然仍被称为"合作"医疗制度，但是显然已经超出了社区的界限，不再是社区成员之间的"合作"了。按照筹资和管理方式，社会医疗保障可以分为社会医疗保险、社区卫生筹资等形式，前者以政

---

① 数据来源：《2007年中国卫生事业发展情况统计公报》，卫生部政务公开站点，http：//www.moh.gov.cn/publicfiles//business/htmlfiles/zwgkzt/pwstj/index.htm。

表 1 - 1　新旧合作医疗的内容差异

	旧农合	新农合
社会经济背景	农村集体经济	农村个体经营
参加原则	集体强制	自愿
统筹和管理单位	大部分是村集体统筹和管理	县级统筹、县级相关机构管理
资金筹集	村集体筹资	个人、集体、政府多方筹资,其中政府承担大部分筹资任务
保障内容	初级卫生保健为主	大病统筹为主,兼顾小额门诊费用

府主导、强制参加为特征,后者以社区自治、自愿参加为特征①。按照这种划分,目前中国城市的职工医疗保险制度是一种社会医疗保险制度,而中国农村的旧农合是一种社区卫生筹资制度。但是从以上新农合的几个特点中,我们会发现,很难将其归入上述两类制度中的任何一类。一方面,虽然"新"合作医疗仍定位为"农村居民医疗互助制度",但是已经包含了社会医疗保险的诸多要素,比如筹资和管理上的政府主导(毛正中、蒋家林,2005);另一方面,它并不是严格意义上的医疗保险制度,虽然它具有社会医疗保险特征,但是又有一些特殊之处,比如它不是一项"强制性"的保险制度,而是遵循农民"自愿参加"的筹资原则。

事实上,新农合之所以以上述面貌出现,跟旧农合的发展历程不无关系,尤其是"自愿原则"的设计,是因为旧农合的制度设计和几经反复造成了农民对制度的不信任,以及很长一段时间以来,不利于农民的一些其他政策造成了农民对于政策的抵触及农村基层干群关系的紧张。因此要想更深入地了解制度信任对于新农合

① Hsiao William, "Revenue Sources and Collection Modalities- A Background Paper and Introduction to the Case Studies", In *EDI/World Bank Flagship Course on Health Sector Reform Sustainable Financing*, Washington, D. C., World Bank, 1997.

的重要性，或者说理解以新农合为案例研究制度信任的实践意义，就有必要了解农村合作医疗制度从旧到新的演变过程。

二　旧农合的产生与发展（1955～1980）

新中国成立初期，经济萧条，百废待兴，在农村，农民由于缺乏生产工具和资金，难以独立进行生产经营活动，因此政府在农村推行互助合作运动（陈锡文，2001）。在卫生方面，传染病肆虐，农民健康水平极差。在这种情况下，卫生与经济上的互助合作运动相结合，借鉴新中国成立前陕甘宁边区的"卫生合作社"经验，部分农村开始了医疗方面的互助。据记载，1955年初，山西省高平县米山乡在农业社保健站中最早实行"医社结合"，也就是农民和农业合作社集资建立预防保健站，农民免费享受预防保健服务，患者免交挂号费和出诊费，这就是所谓的"合医合防不合药"形式，这种形式很快得到卫生部的肯定和推广（国务院研究室课题组，1994）。

1958年农村实现"人民公社化"后，合作医疗制度发展更快，1959年11月在山西稷县召开的全国农村工作会议正式肯定了这项制度，1960年有40%的农业生产大队参加了合作医疗制度。但是那时由于受到"左"的影响，过分强调"平均""共产"，反映在合作医疗方面，则不再是"合医合防不合药"的形式，而是"看病不要钱"，这跟当时的经济发展水平显然是不适应的。再加上20世纪60年代初的自然灾害，很多地区的合作医疗建立时间不长就无法为继，恰逢中央提出"调整、巩固、充实、提高"的方针，农村合作医疗放慢了脚步（王红漫，2004）。1966年，情况又发生了变化：毛泽东批示了湖北省长阳县乐园公社办合作医疗的经验。由于处于"文化大革命"的特殊背景下，搞不搞合作医疗被提高到了"路线问题"的政治高度，因此很快全国绝大多数生产大队参加了合作医疗，该项制度甚至一度被写进宪法。1979年，卫生部、农业部、财政部等部委颁发了《农村合作医疗章程（试行草案)》，对合作医疗制度进行规范。1980年，全国有90%的行政村（生产大队）实行了合作医疗（国务院研究室课题组，1994）。

从新中国成立初期到改革开放前的这段合作医疗制度的发展历史曾被国际社会高度评价，被世界银行和世界卫生组织誉为"以最少投入获得了最大健康收益"的"中国模式"（世界银行，1993）。合作医疗制度、农村基层卫生组织和赤脚医生队伍被公认为计划经济时期农村卫生工作的"三大法宝"，对新中国成立初期农村公共卫生的改善、农民健康水平的提高功不可没。更有学者形象地指出，这就像是一棵藤上的三个瓜，藤是农村集体经济，三个瓜是制度、机构和人，三者有机地结合在一起，互相联系、互相影响（国务院研究室课题组，1994）。

回顾这段历史，农村集体经济的确是合作医疗制度实施的基础，再加上国际组织的高度评价，很多人误将计划经济时期的合作医疗制度视为一个没有起伏的完整过程，顺理成章地将改革开放后合作医疗的衰落视为农村集体经济解体的单因素结果。然而有更加深入的研究指出，即使在合作医疗发展最好的时期也存在"春办秋黄"的现象。由于人民公社时期生产队掌握生产分配权，可以在收入分配前预先扣除合作医疗经费，这样就解决了筹资问题，因此其迅速普及和推广的基础是农村集体经济组织的存在；但是合作医疗的瓦解并不仅仅取决于人民公社的解体，而是其内部缺陷使然（朱玲，2000）。很多研究显示，合作医疗制度本身在设计方面存在很大缺陷，缺乏制度可持续性，它衰落的主要原因是内在机制问题——财务监管不力，如干部及其家属任意开支合作医疗经费导致道德危机和信任危机，以及制度设计与经济发展水平不相适应等，而经济体制的变迁不过是外部促成因素而已（陈锡文，2001；杜鹰，2000）。

进一步梳理改革开放前合作医疗制度的历史，我们会有更深入的发现：在制度的建立初期，其是内生型的，是出于适应环境需要的农民自发行为——在流行病肆虐的背景下满足农民的环境卫生、预防保健等最基本的医疗服务需求。那时的制度设计与制度环境，是与农民的需求和经济发展水平相吻合的。但是在制度得以推广后，特别是政治优先性取代制度的实际可行性之后，却存在较大问题（学者对合作医疗出现的问题的分析集中在这段时期），虽然合作医疗从覆盖率上看较之自发阶段有了很大提高，但从效果上看反而产生了一些副作用，比如上文提到的合作医疗导致的道德危机和信任危机问题。更有学者指出，旧农合得以迅速普及绝不能归功于其制度的优越性，而是因为嵌入了"高度集权的、革命性的政治经济体制和国家与社会关系"（顾昕、高梦涛等，2006：216）。

换句话说，在1958年之后，很多地区的合作医疗已经脱离了农民的内生需要，存在种种缺陷。但是从覆盖率上看，它之所以没有"衰退"，是因为当时高度行政化的社会环境，以及合作医疗制度获得了较高的"政治优先性"。

三 旧农合的衰落与重建（1981～2002）

随着改革开放的推进，旧农合嵌入其中的高度集权的社会环境不复存在，合作医疗制度"从强制性集体福利回归到自愿性社区筹资"（顾昕、高梦涛等，2006：216）；制度的内在缺陷导致其缺乏吸引力。此外，虽然基层干部掌握收取"乡统筹""村提留"及其他费用的权力，并非没有一点开办合作医疗的能力，但是由于当时整个社会已经转向"以经济建设为中心"，合作医疗失去了其"政治优先性"，因此乡村干部缺乏执行政策的动力。所有这些因素导致从20世纪80年代开始合作医疗制度迅速瓦解（如图1－1所示）。

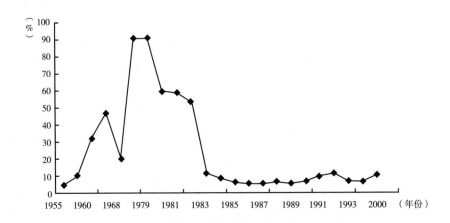

图 1 - 1   1955～2000 年全国农村合作医疗覆盖情况

整个 80 年代，中国经济体制改革的重点放在农村，当时的首要任务是恢复和发展经济，在这一核心思想指导下，农民人均纯收入有了很大提高，从 1978 年的 133 元增加到 1990 年的 630 元，增长了近 4 倍，在这种情况下，农民缺乏医疗保障的问题并不突出。

但是从 90 年代初开始，情况发生变化：农民收入增长速度放缓，甚至一度停滞；医疗费用上涨迅速；农村居民缺乏基本医疗保障。这些问题结合起来，使农民看病难、看病贵问题突出，因病致贫、因病返贫问题开始浮现。

如表 1 - 2 所示，在整个 90 年代，农村居民人均年生活消费性支出的增长速度远远低于城镇居民；与此同时，政府对医疗机构的财政补贴却逐步减少，致使医疗费用上涨比较迅速，医疗支出占消费性支出的比例也在逐渐上升。

再加上如表 1 - 3 所示的，农村居民医疗保障覆盖率一直维持在 13% 左右的水平，两周应就诊未就诊率和应住院未住院率都居高不下。贫病的恶性循环在农村地区变得日益普遍。

表 1 - 2　城乡居民消费性支出和医疗保健支出

年份	城镇居民			农村居民		
	人均年生活消费性支出(元)	人均医疗保健支出(元)	医疗保健支出占消费性支出的百分比	人均年生活消费性支出(元)	人均医疗保健支出(元)	医疗保健支出占消费性支出的百分比
1990	1278.9	25.7	2.0	374.7	19.0	5.1
1995	3537.6	110.1	3.1	859.4	42.5	4.9
1998	4331.6	205.2	4.7	1590.3	68.1	6.0
1999	4651.9	245.6	5.3	1577.4	70.0	6.1
2000	4998.0	318.1	6.4	1670.1	87.6	5.2
2002	6029.9	430.1	7.1	1834.3	103.9	5.7

数据来源：《中国统计年鉴》与《中国卫生统计年鉴》。

表 1 - 3　三次国家卫生服务调查农村居民医疗卫生服务利用情况

单位：%

	1993	1998	2003
两周应就诊未就诊率	33.7	33.2	45.8
应住院未住院率	40.6	34.5	30.3
医疗保障率	15.6	11.3	12.6

数据来源：卫生部统计信息中心：《中国卫生服务调查研究：第三次国家卫生服务调查分析报告》，北京：中国协和医科大学出版社，2004。

这一问题曾经引起研究者和决策者的注意，并做过相应的重建努力。1993 年，国务院研究室对农村合作医疗制度所面临的挑战进行了回顾性研究，提出政府应支持中国农村合作医疗制度的恢复以帮助解决农村初级卫生保健的可及性问题，并防止因病致贫（国务院研究室课题组，1994）。从 1993 年开始，在联合国儿童基金会的资助及哈佛大学的技术协助下，中国卫生部对中国农村贫困地区的卫生筹资与提供进行了为期 7 年的政策应用性研究，其中包括对 114 个贫困县的调查和 10 个贫困县的干预试点（刘远立、饶克勤、胡善联，2002）。在这些研究以及其他研究的基础上，中国于 1996 年 12 月召开了第一次全国卫生工作大会，会议提出作为中国卫生部门改革与发展决策的一部分，农村地区将在政府的支持下建立起以社区为基础的自愿参加的健康保障制度。1997 年 1 月出台的政策性文件《中共中央、国务院关于卫生改革与发展的决定》指出："合作医疗对于保证农民获得基本医疗服务、落实预防保健任务、防止因病致贫具有重要作用。举办合作医疗，要在政府的组织领导下，坚持民办公助和自愿参加的原则。筹资以个人投入为主，集体扶持，政府适当支持，逐步提高保障水平。"为贯彻上述决定，卫生部等部门于 1997 年 3 月向国务院提交了《关于发展和完善农村合作医疗若干意见》，并得到国务院批复。重建农村合作医疗制度的努力至此达到高潮，社会各界对重建农村合作医疗的关注增加、预期有所提高。

然而正如我们所看到的，合作医疗制度终究没能在 20 世纪 90 年代重建成功，表面看来，是因为合作医疗制度已经失去原有的制度基础，不可能在现有的制度环境中生存；但深入分析会发现，新农合之所以没能在那时出现，是因为当时的社会环境，尤其是政治环境并不利于该项制度的重建，具体主要表现在如下几个方面。

首先，与卫生等公共事业相比，经济发展更具有政治优先性。改革开放初期提出的"以经济建设为中心"的发展目标对当时社会的各方面产生深刻影响。在 20 世纪 90 年代，尤其是 90 年代后半期，虽然过度重视经济增长导致的社会发展滞后已经初见端倪，但是并未引起足够重视。纵观整个 90 年代的媒体导向和政府文件不难发现，经济发展具有绝对的政治优先性。

其次，与农村问题相比，城市问题更具有政治优先性。20 世纪 80 年代，中国的改革主要在农村展开，而到了 90 年代，改革的主要阵地则转移到了城市。1982～1986 年连续五个中央"一号文件"都是关于农村问题的，但是到了 90 年代，则没有一个关于农村的"一号文件"。

再次，在卫生保障领域，城市医疗保障的政治优先性同样高于农村。从 1995 年的"两江试点"，到试点经验推广和各地实践，最终 1998 年颁布的《国务院关于建立城镇职工基本医疗保险制度的决定》，决定从 1999 年初开始在全国范围内进行城镇职工医疗保险制度的改革。整个 90 年代医疗保障制度改革主要在城市展开。

最后，与农村卫生事业相比，农村治理、缓解干群矛盾更具有政治优先性。虽然有些地区有重建合作医疗的尝试，但是面对日益沉重的农民负担，1996 年和 1999 年分别出台的《中共中央、国务院关于切实做好减轻农民负担工作的决定》和《关于做好当前减轻农民负担工作的意见》要求推行合作医疗"必须坚持自愿量力，不得强制征收"。这在客观上为合作医疗制度从农民那里进行筹资带来了障碍，有调查显示，合作医疗制度重建失败的主要原因之一是有关部门政策相互矛盾（刘克军、范文胜，2002）。

除此之外，从政策文件可以看出，这一时期计划重建的合作医疗制度仍是以"集体筹资"为基础，政府并没有明确筹资责任，同时由于筹资层次过低，这一制度只能维持较低的保障水平。在新中国成立初期传染病肆虐的情况下，这种以集体筹资来提供公共卫生服务的方式是合适的。但是 20 世纪 90 年代随着经济发展水平的提高和公共卫生条件的改善，传染病和公共卫生问题已经不是主要问题，农民健康领域的主要问题已经变为大病带来的风险性支出，即贫病的恶性循环问题，而集体筹资的保障水平显然是不足以满足这类保障需求的。因此过去的合作医疗，从制度设计的角度看也对农民缺乏吸引力。

综上所述，尽管我国农村有较强的医疗保障的需求，但是由于旧农合本身缺乏吸引力而使得需求者的内部动力不足,同时在当时的背景下,旧农合也缺乏外部的政治优先性,因此其重建自然以失败告终。

四 新农合的发展历程

进入 21 世纪,贫富差距日益拉大,社会道德建设滞后,"住房、教育、医疗"成为普通老百姓身上的"三座大山"。这些社会发展滞后现象逐渐进入决策者的视野。在 2002 年中国共产党第十六次全国代表大会上,江泽民做了题为《全面建设小康社会,开创中国特色社会主义事业新局面》的报告,报告宣布"胜利实现了现代化建设'三步走'战略的第一步、第二步目标","人民生活总体上达到小康水平";但是同时也指出"我国正处于并将长期处于社会主义初级阶段,现在达到的小康还是低水平的、不全面的、发展很不平衡的小康",并且提出"集中力量,全面建设惠及十几亿人口的更高水平的小康社会"的奋斗目标。十六大报告表明,党中央已经意识到了经济社会发展不均衡的现实。新农合建立的契机就此出现。

新农合和旧农合的分界应该是在 2002 年。2001 年国务院体改办等五部委颁布的《关于农村卫生改革与发展的指导意见》提出"地方各级人民政府要加强对合作医疗的组织领导。……合作医疗筹资以个人投入为主,集体扶持,政府适当支持……有条件的地区,提倡以县/市为单位实行大病统筹,帮助农民抵御个人和家庭难以承担的大病风险"。可见当时对该项制度的认识还是停留在旧农合阶段,仍强调以个人和集体筹资为主。

然而在 2002 年底颁布的《中共中央、国务院关于进一步加强农村卫生工作的决定》中却可以发现标志性的变化:"到 2010 年,在全国农村基本建立起适应社会主义市场经济体制要求和农村经济社会发展水平的农村卫生服务体系和农村合作医疗制度。……建立以大病统筹为主的新型合作医疗制度和医疗救助制度。"这应该是中央层面，以文件的形式首次提出新农合的概念。根据这个文件，2003 年 1 月，卫生部、财政部、农业部发布《关于建立新型农村合作医疗制度的意见》，为新农合搭建了制度框架。随后，为做好中央财政资助中西部地区农民参加新农合补助资金的拨付工作，财政部、卫生部发布《财政部、卫生部关于中央财政资助中西部地区农民参加新型农村合作医疗制度补助资金拨付有关问题的通知》。各地相继在上述文件指导下开展试点工作，新农合的初步框架至此搭建起来。

随着农村卫生问题政治优先性的上升，新农合的发展也在加速。这首先体现在制度推广加速上，根据制度启动之初的计划，2004 年开始在部分地区试点，之后逐年扩大试点范围，2010 年将制度推广到全国。实际的进展情况是，2006 年新农合试点县扩大到 40% 左右，2007 年扩大到 60% 左右，2008 年在全国推行，2009 年农村人口覆盖率达到 94%，也就是说基本实现了全覆盖。其次，新农合进展加速还体现在政府筹资数额和比例的逐步提高上。2004 年的筹资标准是人均筹资 30 元/年，包括农民个人缴纳 10 元，地方政府资助不少于 10 元/人，中央对中西部除市区以外的地区补助 10 元/人，共同组成合作医疗专项基金；2005 年国务院第 101 次常务会议决定从 2006 年起提高中央和地方财政对参合农民的补助标准，中央财政的补助标准提高到每年每人 20 元，地方财政也相应增加每年每人 10 元，农民缴费标准不变；2008 年，这一标准进一步提高，根据卫生部、财政部联合颁布的《关于做好 2008 年新型农村合作医疗工作的通知》，从 2008 年开始，人均筹资将达到每人每年 100 元，其中各级财政对参合农民的补助标准提高到每人每年 80 元，农民个人缴费由每人每年 10 元增加到 20 元；发展到 2012

年，筹资标准已经达到 300 元左右，政策范围内住院费用支付比例达到 75% 左右[①]。

五 新农合实施初期的制度信任情况

制度信任对新农合的持续发展非常重要，然而在制度建立的初期，很多研究发现，农民对于新农合的信任情况并不乐观。具体而言主要体现在以下四个方面。

一是如前所述，旧农合设计不合理、内部管理混乱的经验已经在农民心目中造成不良影响，农民对涉及"合作医疗"字眼的制度会产生怀疑与排斥（李卫平，2002）。农民会顺理成章地担心新的合作医疗制度是否还是"干部吃好药、农民吃草药"，医疗资金会不会被农村基层干部挪用等。

二是政策的反复和重建合作医疗制度的失败使农民对新农合的稳定性并不完全信任，由此会形成与政府非合作博弈的局面（李卫平，2002；别海涛，2006）。正如上文所述，农村合作医疗经历了计划经济时期的多次"春办秋黄"，又经历了改革开放后的"屡建屡败"。此外，农村的其他政策也出现过稳定性差、相互之间存在矛盾的情况。因此农民对新农合的预期收益比较低，这影响到他们的参合积极性。

三是长期以来，各级政府官员，尤其是农村基层干部与农民之间由于种种原因形成了一定程度的对立局面。其产生的主要原因有：上级行政命令和农民利益有时候并不是完全统一的，农村基层干部在处理两者之间的矛盾时，往往注重前者而忽视后者；基层干部可能由于自身能力或其他原因而不能很好地执行政策；基层干部在执行政策的过程中会存在以权谋私等不规范行为，损害农民的利

---

① 数据来源：《卫生部 2012 年卫生事业统计公报》。

益。在这些情况下，"农民不相信干部，也就不相信由干部执行的政策"（吴明，2004）。

四是社会整体信任缺失的问题日益严重。虽然农村地区相对封闭，但随着人口流动的日益频繁和信息传播技术的进步，宏观社会环境的影响越来越多地渗透农民的生活。权力腐败、社会中广泛的信誉缺失等都对农民的信任心理造成不良影响，他们对社会整体信任度的降低自然也会影响到其对合作医疗制度的信任（李卫平，2002）。

然而尽管如此，如上文所言，新农合的参合率却在逐年升高。全国的数据如此，笔者调查的地区，也反映了类似的情况。在笔者调查过的四个中部县，新农合启动初期的参合率介于60%至80%，而2007年这些地区的参合率无不超过90%。

六　问题的提出：新农合的制度信任

纵观旧农合的发展历程，在旧农合建立初期（20世纪50年代），这项制度更像一个以社区筹资为基础、以环境卫生和预防保健为主的公共卫生制度，这与当时的卫生需求是相吻合的。然而在其推广阶段，尤其是1966年之后，这种自愿性的社区医疗转变为强制性的集体福利（韩俊、罗丹等，2007），与当时的经济发展水平产生矛盾，所以经常"春办秋黄"，另外管理水平低下带来的种种问题也引起农民的不满。在20世纪80年代、90年代，由于合作医疗制度仍缺乏合适的定位和政治优先性的不足，重建屡次失败，这加剧了合作医疗制度在农民心中的不良印象。进入21世纪，国家开始担负农村医疗保障的筹资和管理责任，新农合由此具备了更多医疗保险的特征。

尽管新农合和旧农合有所不同，但二者之间仍有一些继承性（比如强调互助共济），更重要的是，旧农合的历史也会对新农合产生影响。从新旧两个阶段的发展过程来看（不包括旧农合建立初期），新农合和旧农合都是由政府主导的外推型制度，政治优先性都是两项制度得以迅速发展的主要推动力。诚然，政治优先性可以为制度的发展带来机遇和空间，但其缺陷也是显而易见的——旧农合发展时期的种种问题说明，单靠政治优先性无法实现制度的持续发展，即使在鼎盛时期也不可避免"春办秋黄"。而旧农合重建的失败也说明，政治优先性是不稳定的，虽然短期内会推动制度的发展，但不是制度发展的持久推动力。类似地，新农合建立初期也是主要靠政治优先性推动发展，特别是对于制度执行者而言，政治优先性是他们推动这项制度实施的主要动力。但是改革开放以来的社会有着更为复杂的社会结构，中央和地方的关系以及决策者和利益相关部门的关系都在发生变化，各个行动者的行为更是受多种因素驱动和影响，在这种情况下，政治优先性的推动作用必然被削弱。有研究显示，中央与地方的利益并不总是一致的，地方政府往往会从自身利益最大化的角度执行政策，因此就会出现不执行或不充分执行中央政策的情况（王红漫，2004；邓大松、杨红燕，2004；王枝茂，2006）。在这种情况下，新农合的可持续发展问题有理由被决策者给予高度关注。

单纯依赖政治优先性的推动，是无法实现合作医疗制度的持续发展的，尤其是在"自愿参加"的原则下，该制度能否稳定发展在很大程度上取决于农民对制度的信任。然而正如上文所述，原有制度的种种缺陷、制度重建的失败以及相关制度环境的不利都可能导致农民对制度的不信任。从目前掌握的文献来看，已经有研究者认识到"信任"对于合作医疗制度的重要作用，对农村合作医疗利益相关主体的分析显示，农民对合作医疗制度的信任程度是影响参合率的重要原因（邓大松、杨红燕，2004）。因为自愿合作要以较强的信任为基础，虽然参合费用很低，但是关键问题不在于农民能否承担得起这笔费用，而在于农民是否愿意承担，或者说农民是否信任这项制度。也就是说，制度信任是新农合持续发展的基础。

综上所述，尽管上述研究呈现农民对新农合信任不足的情况，但是该项制度却被迅速推进，而且参合率逐年上升。单从数据上看，如果遵循"自愿参加"的原则，那么超过90%的参合率，意味着绝大多数农民对这项制度是信任的。但问题是，如此之高的参合率是否为制度信任的结果？又有多少政治强力动员的成分在里面？如果这在很大程度上是制度信任的结果，那么从实施初期农民对新农合的信任度较低，到之后的高信任水平，其间又经历了什么样的过程？

上述种种就是本书试图回答的问题。也就是说，本书试图以新农合的制度信任为例，探索在中国当前情况下制度信任的形成机制。

第二章
研究框架：如何理解制度信任

第一节　文献综述与分析框架

本书是以制度信任为主题的研究，因此首先面对的问题是：什么是制度信任？"制度"和"信任"都是非常抽象的概念，所以本章先从对这两个概念的讨论入手，梳理制度信任的含义，然后再从以往的相关研究中归纳制度信任的研究思路，为后面章节的具体分析做理论准备。

一　几个主要的概念

1. 何谓信任

关于信任的定义不胜枚举，简单地说，信任就是"A 相信 B 会做 X"的一种三方关系（哈丁，2004），其中 A 是"信任者"，B 是"信任对象"，X 是"具体事件"。然而这种关系却并不仅仅局限于"相信"，它还暗含心理"期待"的意思，或者说 X 的发生是有利于 A 的，因此 A 不仅预见 X 将会发生，而且还希望其发生（Deutsch，1958）。"信任"（trust）因此区别于"相信"（believe），后者仅指预计某件事会发生，而这件事跟信任者的利益并无太大关系。比如村民"信任"村干部在执行国家政策的时候会恪尽职守，而村民只是"相信"村干部明年会将女儿嫁出去。完整的信任过程还包括在这种心理指导下表现的一定行为（罗家德、叶勇助，2007；什托姆普卡，2005）。"并非所有这种性质的期望都包含信任，只有那些与行为有关的期望才包含信任。""只有在充满信任的期望对于一个决定事实上产生影响时，信任才算数；否则我们所有的只是一个期望而已。"（卢曼，2005：31）根据上述分析，本书将"信任"定义为"信任者 A 对信任对象 B 的积极评价，相信 B 会做有利于自己的事情 X，并且在这种心理指导下表现为一定的行为"。可见，"信任"包含态度和态度指导下的行为两层意思。

很明显，信任者 A 必定是人，但信任对象 B 却并不必然是人。虽然信任的最初形式是人际信任，发生于直接交往的个人之间，然而随着社会的发展，专门化和差异性日益渗透，这使个人需求的满足越来越依赖于他人，社会交往的范围也越来越大，信任已经不再是直接的人与人之间的关系，而更多是非人际信任（impersonal trust）（Shapiro，1987）。或者说，信任由具体的人际信任上升为抽象的社会系统（卢曼，2005）。这就涉及本书所要研究的主题——制度信任。

2. 何谓制度

与信任类似，制度也是一个无处不在但非常抽象的概念。最狭义的制度概念仅指由权威机构颁布的正式规范条文。制度的另外一种狭义定义是组织机构，它将制度等同于经济行为的特定参与人（青木昌彦，2001）。诺斯并不同意将制度等同于组织的看法，而是将制度定义为博弈规则，它包括正式规则（如法律、产权、合同）和非正式规则（如惯例和习俗）（诺斯，1994）。而同样是主张新制度经济学的其他一些学者对制度、组织等不做区分，有意识地把二者视为一种集合体（刘少杰，2006）。有社会学学者认为制度包括规范体系和与之相配套的机构与设施（郑杭生，1994）。随着越来越多的学科和研究视角对制度研究的介入，制度的概念也日益宽泛，"制度由认知性（cognitive）、规范性（normative）、规制性（regulative）的结构和活动组成，它为社会行为提供稳定性和意义"（Scott，1995：295）。"在社会科学研究中，'制度'通常指稳定重复的、有意义的符号或行为规范。在这个意义上，制度包括正式组织、规章制度、规范、期待、社会结构等。"（周雪光，1999）由上述两个定义可见，制度的概念已经非常宽广，似乎一切人类行为都与制度有关。

正如青木昌彦认为的，"给诸如'制度'之类的任何概念下一个合适的定义将取决于分析的目的"（青木昌彦，2001：12）。根据本书的研究目的，在此借用郑杭生的制度概念，将"制度信任"中的"制度"定义为"根据一定的社会价值而设立的一整套规范体系及与之相配套的机构与设施"（郑杭生，1994）。由于上文将信任定义为对信任对象的态度和态度指导下的行为，因此对具体制度的信任态度则涉及对制度规范的态度和对相关机构的态度。

3. 何谓制度信任

综合上述论述，制度信任的含义表达了下述三层含义（如图2-1）：①制度信任是信任者 A 与具体制度（信任对象 B）之间的关系；②制度信任包含了对具体制度的信任态度和在这个态度指导下的行为两层意思；③因为完整的制度概念包括制度规范和执行制度规范的机构，所以对制度的信任态度包括对制度规范的态度和对执行机构的态度。

具体到新农合，也就是说，"农民信任新型农村合作医疗制度"是指"农民（A）对新农合（B）的评价是积极的，相信该制度的实施会有利于自己（X），并且在这种判断指导下采取相应的行为（比如自愿参加）"。由于新农合的制度信任涉及新农合的具体实施方案，以及与制度设计和实施相关的各级政府机构和医疗机

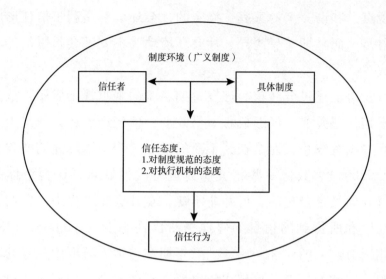

图 2 – 1　制度信任的含义

构，因此农民对上述两方面的态度，再加上在这一态度指导下的特定行为——会否自愿参加，便是完整的新农合的制度信任的概念。

二　信任者：信任的发生机制

从信任者的角度看，信任是如何发生的？不同的学科和流派对信任发生机制的解释是不同的，大体可以归纳为以下四个角度：信任经验、理性行为、社会环境、社会关系。

1. 信任经验的角度

从心理学视角来看，信任是长期社会化形成的稳定心理状态，是一种"人格的积淀"（什托姆普卡，2005）。在吉登斯的"基本信任"的定义中，信任源于婴儿时期的个人经验，它是在婴儿和看护者的亲密接触中形成的（吉登斯，1998）。这一观点应该说源于一些心理学家的经典论述，比如弗洛伊德和阿德勒都特别强调"个体的经验"对于个体后期人格形成的决定性作用，而这一思想也贯穿于吉登斯关于"现代性与自我认同"的分析的始终。按照这种观点，和谐美满的家庭、稳定的社会环境都是利于信任形成的宝贵财富；而早期父母离异、社会环境动荡不安都会阻碍信任心理的形成。

卢曼对上述过分注重心理发育期经验的观点提出质疑，认为信任或不信任感并非一经形成就不易改变，信任经验在孩子走出家庭的时候并没有终止，而是在其不断的学习过程中连续地调整和积累（卢曼，2005）。其他一些相关研究也持类似观点，认为个体的信任心理倾向虽是稳定的，但并非不变，在社会化过程中，人们根据个人经历和所得到的信息不停地更新信任态度（Axelrod，1984），从婴儿期对家人的信任开始，到童年期在与他人玩耍中建立的对玩伴和游戏规则的信任，再到成年之后在与他人合作中形成的对社会规范和社会系统的信任。值得注意的是，这个过程可能是正向的，也可能是负向的，即个体形成的可能是信任他人的心理倾向，也可能是不信任他人的心理倾向，这是由个体独特的成长经历决定的（什托姆普卡，2005）。

进一步分析，行动者在对特定的信任对象采取信任或不信任的行为时，所依据的并不全是信任对象的个体信息，而是结合自己过去的信任经验（这种经验不一定是亲身经历的，也可能是通过传播途径或在人际交往中获得的）的综合判断，对这些经验的处理会使个体形成一些稳定的信任态度，类似于通常我们所说的"刻板印象"（Williams，2001）。人们正是这样不断地获取信息修正自己的信任经验，为将来的信任决定做依据。

从发展的信任心理的角度可以有效解释个体的信任经验对信任心理的影响。和睦的家庭、顺利的工作经历、成功的恋爱经验都有利于个体正向信任心理的产生；相反，父母离异、恋人背叛、工作中的不平等遭遇都会导致个体形成负向的信任心理倾向；同时，特定的信任对象过去的行为会影响信任者当下的信任判断。然而这种过于微观的视角却忽视了信任心理形成的制度因素，因而不能洞悉更为宏观和深刻的结构性原因——通过这类研究我们无从知晓父母离异、恋爱失败、工作待遇显失公平是否具有社会共性，以及这些现象背后是否有更深层次的社会原因，比如不适宜的社会整合程度、严重的社会不平等或者社会整体道德水平的下降等。同样，我们可以观察和测量到不同的农民对新农合的态度是不同的，还可以初步了解造成农民特定信任心理的主要因素，但是我们无法用心理学的方法进一步探究宏观政策环境如何影响农民对制度的信任。同时，心理学视角可以解释不同个体对新农合的信任态度差异，但却无法解释在对新农合的信任态度方面，不同的县之间的差异。此外，将信任作为个体心理的研究视角关注信任经验和信任心理的形成过程。但是在信任心理形成之后，对于人们如何处理头脑中的信息，使信任心理进一步转化为一定的信任行为，心理学研究并未向下延续。

2. 理性行为的角度

理性经济人是经济学的基本假设之一，然而在关于信任的研究中，有社会学家亦表现出对这一假设的应用。与心理学视角从信任假设出发展开研究不同的是，理性经济人假设意味着不信任是初始点。人最初是不信任他人的，以保证自己的既有利益不被损害，当需要通过信任来获利时才会选择信任行为。

科尔曼对理性经济人信任行为的分析是这类分析中的典范。他认为，委托人是否采取信任受托人的行为取决于三个因素：受托人守信的概率 P（possibility）、可能的损失 L（loss）以及可能的收获 G（gain）。委托人在做出信任（或不信任）决策之前会首先比较 P/1 - P 和 L/G，如果 P/1 - P > L/G，即成功的概率与失败的概率之比大于可能的损失与可能的收获之比，委托人会采取信任行为；反之则采取不信任行为。科尔曼进一步认为，委托人采取信任行为的慎重态度取决于 L 和 G 之和, 如果两者之和很大, 说明决策会对委托人的实际利益产生很大影响, 这会促使其慎重考虑; 反之则对委托人影响不大, 不必过多考虑 (科尔曼, 1992)。很显然, 这也是从理性经济人假设出发的分析。

虽然全球的社会科学发展仍然处于"经济学帝国主义"之中, 但是对理性经济人假设的批判从未停止。在科尔曼对信任的分析中, 其采用的"个体和理性"的解释视角受到社会学家的批评 (郑也夫, 2001)。更具体地说, 首先, 科尔曼的分析角度过于微观, 与心理分析的角度一样, 无法解释社会环境与群体信任倾向之间的关系; 其次, 过于强调理性, 忽视了传统与习俗的作用。此外, 理性经济人假设本身也是经不住推敲的, 因为委托人不可能获得充分信息判断 P、L 和 G, 信任本身是一种冒险行为。科尔曼也注意到了这一点, 认为"信息"会影响委托人的判断, 委托人得到的相关信息越多, 信任行为的风险就会越小 (科尔曼, 1992)。但是搜寻信息是需要成本的, 衡量成本和收益, 经济学学者也承认理性经济人通常会选择"理性的无知"(柯武钢、史漫飞, 2000)。因此, 科尔曼在他的论述中提到寻求信息付出的成本应当小于最终的收益。然而在缺乏现时信息的条件下, 行动者依据什么做出决策呢? 上述心理学视角的研究表明, 人们的行为决策不仅取决于搜集到的现时信息, 还受到过去经历的较大影响, 这是科尔曼的研究所不曾触及的。

尽管如上述心理学视角的微观取向的研究一样, 科尔曼的研究也是不完善的, 但是在此有必要为其做一些发展, 弥补其"理性假设"带来的不足。首先, 虽然科尔曼的分析的解释力是有限的, 但是它恰恰解释了从信任经验到信任行为的具体过程。正如上文所述, 心理学视角只解释到信任经验或者说信任心理的形成, 而理性行为分析则可以从信任经验出发, 进一步解释行动者如何分析信任相关信息——包括已有的信任经验信息和新收集到的信任对象信息，从而将信任经验转化为实际行为。因此两者的结合恰恰弥补了各自的部分不足，使得对信任的解释更加充分。其次，针对科尔曼的分析过分偏重理性而忽视传统和习俗的批评，我们暂且不论遵从或违反传统和习俗带来的实际收益或损失，而是将这一理论与心理学的分析再次结合，或许可以在一定程度上实现融合。如果将人们遵从传统和习俗带来的心理方面的愉悦感看作收获，而将违反传统和习俗带来的心理方面的压力看作损失，那么科尔曼的分析还是适用的。

3. 社会环境的角度

信任解释的宏观观点认为，社会文化、政体、社会结构、社会变迁等宏观环境因素决定一个社会的群体信任倾向。第一，文化决定论。以帕特南和福山的研究为代表的文化差异研究，将信任解释为一种"文化遗传"，是特定文化道德规范的产物（福山，2001；帕特南，2001）。第二，政体决定论。政治学家认为，一个国家的整体信任度与政治制度和民主程度密切相关（沃伦，2004）。第三，社会转型论。迪尔凯姆关于"社会失范"的论述展示了处于动荡和转型期的社会，正式和非正式规范缺失造成的心理不安，其中隐含了转型期的社会环境对整体信任度的负面影响（迪尔凯姆，1996）。第四，社会结构论。什托姆普卡认为，现时的结构环境决定了"信任的社会生成"，这些现时的结构环境包括规范的一致性、社会秩序的稳定性、社会组织的透明度、社会环境的熟悉性，以及人和机构的责任性（什托姆普卡，2005）。

将信任理解为宏观制度环境的因变量，用于解释群体信任度的差异是有优势的，但是上述观点不论从社会转型、社会文化、社会结构，还是社会政体的角度，都无法解释为什么在同样的一个群体中，会存在个体信任的差异。在这一方面，什托姆普卡有所突破，他不仅强调社会结构对信任文化的决定作用，还引入了"个人能力"作为中介变量，以此试图实现宏观和微观的统一（什托姆普卡，2005）。然而这种尝试并不彻底，更为重要的是，仅用宏观变量解释宏观变量，而忽视两者之间的微观作用过程，无法具体而真实地展示信任关系和过程，而且还会遗漏一些重要因素，最终得出可能有偏误的结论。正如科尔曼所指出的，"对这些（信任）现象的传统解释一般保持在宏观水平，选择某种单一的宏观变量作为解释的基础，并或多或少认为这些都是特定现象。这种解释就具体事件而言可能是正确的，但在事件的因果之间遗留了许多未加解释的问题"（科尔曼，1992：192）。如同福山的作品给人的印象，由于缺乏有力的事实根据和对微观机制的分析，其关于信任的论述显得武断。

4. 社会关系的角度

在信任研究方面，格兰诺维特开创了一个更便于操作的工具化视角。通过批判古典经济学认为的完备的市场规则可以代替信任的"低度社会化观点"（undersocialized approach），以及文化论者认为的内化的道德观念可以自动产生信任的"过度社会化观点"（oversocialized approach），格兰诺维特提出了"关系嵌入"理论。在这一理论中他并不否认人的行为是理性的，但是强调个人的经济行为是嵌入一定的社会关系中的，在行动者动机上亦有模仿他人与屈从于社会压力等社会性动机，因此要结合社会关系进行理解（Granovetter，1985）。

这一解释有两层含义。第一，互动双方关系的亲疏和交往的频繁程度会影响信任，因为频繁交往意味着多次博弈，相互间的了解程度、利益关系和感情沟通越多，越能够抑制投机行为，从而对对方形成稳定预期。"囚徒困境"很少发生在亲密的朋友之间，更不会发生在亲人之间。第二，人际网络和人际关系还是一种可以获得信息的资源。个人的亲身经历毕竟太少，通过关系网络人们可以获得信任对象的有关信息，从而转化为自己的信任经验，以指导自己做出是否信任的判断。

从上述解释可以看出，格兰诺维特的"关系嵌入"理论有很强的工具色彩，连其本人都表示镶嵌观点并不是否定理性分析和社会道德的作用，而是在这两种理论之间发展出一种具体的分析方法，从而起到承上启下的作用。的确，从人际关系角度出发的研究与上面提到的"信任经验""理性行为"和"社会环境"都有联系。"理性行为"和"社会环境"理论正是与格兰诺维特批判的"低度社会化"和"过度社会化"有关，"关系嵌入"在这两者和"信任经验"之间搭起了一座桥梁——人们依赖关系网络获得信息，从而为理性判断提供依据；社会环境以关系网络为渠道完成个人的社会化，形成个人内在的各种经验。

事实上社会学自建立以来，关于研究对象和研究层次的争论一直没有停止，自默顿以来，很多社会学家不再将研究集中于争论本身，而是试图找到搭建沟通宏观分析和微观分析的桥梁，而格兰诺维特的"关系"概念即是其中的成功典范。然而这一范式着重强调人际关系和人际信任，但是本文讨论的是对具体制度的信任，我们需要在具体分析中验证它在制度信任领域有多大的适用价值。

5. 中国特色的信任发生机制

关于中国信任文化和人际信任的研究有明显的"关系嵌入"的研究取向。这方面的研究源于对国外学者关于"中国传统文化导致群体低信任度"的批驳，尤其是对福山的"极端家庭主义导致对外人不信任"的批驳。彭泗清引用费孝通的"差序格局"论质疑福山的论断，认为中国人的内外边界是模糊的，不存在绝对的"自己人"和"外人"的界限，因此也就不存在绝对不信任外人的说法，他认为中国人具有"关系特殊主义"的特点，特别重视人际关系，而且可以通过关系运作把"外人"变为"自己人"（彭泗清，2003b）；李伟民和梁玉成进一步指出，在信任关系当中实际起作用的不是关系本身，而是关系中蕴含的双方的情感认同（李伟民、梁玉成，2003）；王飞雪和山岸俊男虽然认同福山的部分观点，认为中国存在很强的家族意识，从而导致对陌生人的不信任，但是同时乐观地认为社会改革和经济发展将促进一般信任的形成（王飞雪、山岸俊男，2003）。

关于政治信任的研究也涉及信任文化。Shi 的研究指出，中国文化在很大程度上影响中国人的信任态度，中国历来比较崇尚权威、强调等级制度，以及在化解冲突时强调自我牺牲的传统观念都导致对政府的顺从态度（Shi，2001）。马得勇对亚洲 8 个国家和地区的比较研究也证实了类似观点，认为中国文化中具有较强的政治威权主义价值观，自古以来较强的专制或威权主义历史使得人们对政府的信任不仅基于政府的表现，而且也基于人们对权威的崇拜和依赖。其经验研究表明，中国大陆地区当时的政治信任（2001～2003 年）仍处于相当高的水平。但是他同时指出，政治威权主义价值观与现代化、民主化是此消彼长的关系，随着现代化进程的深化，如果政府不提高执政能力，政治信任的下降将是不可避免的（马得勇，2007）。

微观层面，胡荣的研究指出农民对各级政府的信任度是不同的，对高层政府的信任度较高，对基层政府的信任度较低，同时年龄、性别、教育程度都会影响农民对政府的信任度，但是政治面貌和村干部身份却对农民对各级政府的信任度没有显著影响；另外一个有趣的发现是，上访者的上访政府层次每提高一级，其对政府的信任就减少一个档次，这揭示了民意表达渠道不畅带来的政治信任危机（胡荣，2007）。

尽管上述种种研究就其各自的研究视角而言颇有洞见，然而从上述研究中我们可以看出，在中国的信任文化这一问题上仍然存在分歧，中国究竟是低信任度社会还是高信任度社会？中国的宏观信任文化是如何影响微观人际信任的？对此仍然没有确切结论。更重要的是，中国学者对于信任的发生机制的研究多集中于信任文化方面的讨论，少数微观层面的研究又过于集中于微观的发生机制，而对于制度信任的发生机制，尤其是从宏观到微观的互动是比较缺乏的。

6. 关于制度信任的分析框架

在对宏观信任解释批判的基础上，科尔曼提出了通过"行动系统"理解信任的思路。他认为，作为行动系统的信任由三部分组成：微观行为——个人有目的的行动，微观到宏观的转变——个人行动结合而成的系统行动，宏观到微观的转变——系统状况对个人的限制（科尔曼，1992）。结合科尔曼的论述和上文的分析，我们可以把信任的形成理解为一个过程。

将信任的形成理解为一个过程有两层含义，其一是上文提到的从时间的角度看，个体的信任经验是纵向的不断积累和更新的过程；其二，更为重要的是，通过上文的分析我们可以得出初步结论：信任还是一种横向的从宏观到微观、从心理到行为的信息和资源的传递过程——作为社会环境变量的信任、作为个体经验的信任，以及作为理性行为的信任可以融合在一起，形成从宏观到微观、从心理到行为的完整的信任形成过程。

结合上文提到的解释范式，如图2-2所示，"信任主体的经验""社会环境"以及"信任对象的信息"强调的是影响信任形成的具体因素，而"理性分析"和"关系嵌入"则是从过程的角度阐释信任的形成，将五者结合，恰是一个完整的循环过程。从图2-2可以看出，上述过程可以分为三个部分：第一部分是宏观到微观的过程，从社会环境出发，一定的经济、社会、文化以及政策环境首先塑造了具有一定特征的信任对象；与此同时，社会环境会在社会化的过程中，以信息的形式传达给行动者，形成信任经验。第二部分是心理到行为的过程，在对信任经验进行信息加工的基础上，结合获得的信任对象的具体信息，再结合一定的关系嵌入的因素，行动者会做理性分析，通过分析对方守信的概率、可能的收益或可能的损失，然后做出决策。第三部分是微观到宏观的过程，某个群体或某个社会中的众多个体行为会集合成集体行为，从而表现出群体性信任行为。然而过程到此并没有完全结束，一方面，行动者的信任行为的成败经历会成为行动者的信任经验，进入下一个信任决策的循环；另一方面，群体信任行为会成为社会环境的一部分，对其他社会环境的组成部分产生影响，并融入社会环境进入下一个信任过程。至此，信任完成了从宏观到微观，又从微观到宏观的过程。

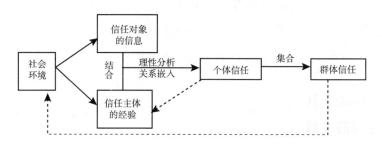

图 2 - 2　作为主体过程的信任建构

上述从文献中梳理出的是一个普化的信任分析框架，我们可以结合上文对制度信任的概念分析，尝试将这一框架具体化为制度信任的分析框架。根据定义，制度信任分为三部分：对制度规范的态度、对制度执行机构的信任态度以及信任行为。正如科尔曼的理性分析理论所展示的，人们在做出信任判断的时候依据的是可能的成本、可能的收益以及对方守信的概率。具体到制度信任，制度受众根据制度规范做出的成本和收益分析将导向"对制度规范的态度"；由于具体的制度是由特定的机构执行的，对执行机构守信概率的判断主要集中在对其以往表现的分析，或者说信任经验的基础上，这将导向"对制度执行机构的信任态度"。这样图 2 - 2 可以具体化为图 2 - 3。

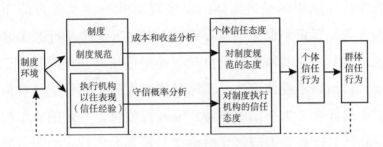

图 2 - 3 制度信任分析框架

在图 2 - 3 中，结合上文的论述，对具体的制度规范并不涉及是否信任的问题，因为制度条文是很明确的，信任者对制度规范的评价取决于他们对制度的了解程度、制度是否符合他们的预期，尤其是成本收益；在对制度规范正向评价的基础上，信任者对制度信任与否取决于其对制度执行机构的信任态度，执行机构的能力和信誉、行为的一致性、利益相关性等都会是信任者考虑的内容。然而"机构"是一个抽象的概念，因此在信任者对制度有正向预期的前提下，上述制度信任的过程逻辑可以简化地理解为信任者对制度执行机构的信任，即信任者判断该机构能很好执行制度；再结合科尔曼的论述，信任者会花费多少成本收集信息，取决于由制度规范所决定的成本收益。

三 信任对象：哪些特征影响信任者的信任

既然我们将信任对象——制度定义为"制度规范"和"相关

33

制度执行机构",那么在讨论信任对象的特征时相应要分别考虑这两者的特征。其中"相关制度执行机构"包括各级政府机构和医疗机构,此外,制度是由机构中的人具体实施的,所以我们需要对人际信任和机构信任加以区分。

1. 对制度规范的态度

需要首先说明的是,具体的制度规范并不涉及是否信任的问题,因为它是确定不变和稳定存在的①。对制度的评价更多涉及积极与否,相对积极的制度评价自然是导向信任的。在进行信任判断的时候,根据科尔曼的论述,不论具体制度还是其他信任对象,其首先要给信任者带来一定的利益,或者说要符合一定的成本收益分析,因此从制度规范上应该反映制度是符合大多数人的利益的;其次,科尔曼的论述还涉及对调查对象的熟悉程度,理性分析是依赖信息分析做出的,信任者掌握的信任对象的信息越多就越容易做出判断,当然这种判断可能是正向的信任,也可能是负向的信任(科尔曼,1992)。

此外,新制度经济学比较关注外在制度被接受和转化为内在制度的问题,认为"被自上而下地强加和执行"的"外在制度",一定要符合"从人类经验中演化出来"的"内在制度",才能获得有效执行(柯武钢、史漫飞,2000);宪法、产权制度、合同等正式规则,如果不符合一个社会的规范和习俗等非正式规则,即使设计得再好也难以奏效(诺斯,1994);如果法律与人们认可的社会规范不一致的话,法律能起的作用是非常有限的(张维迎,2003)。这其中隐含了"期待"的作用,也就是说信任是主观的、相对的,如果制度符合或高于信任者对制度的预期,那么信任者就会对制度

---

① 制度条文当然会被修改和发生变化,但是这种变化是执行过程中发生的变化,它涉及的是制度执行机构在实施过程中的行为,并不属于信任制度规范的范畴。

做出积极评价，相应产生信任；否则，低于预期的消极评价会导致不信任。

2. 人际信任

"人际信任"是发生在人与人之间的信任，信任对象指向具体的个人。人际信任会受到对方个性特点和双方关系的影响，以往研究主要揭示出以下几点：一是对方履行诺言的能力和信誉（巴伯，1989）。如果对方有较强的兑现诺言的能力，以及良好的遵守承诺的记录，显然是更值得信任的。值得注意的是，这里提到的能力不仅涉及内化于行动者体内的个人能力，还包括个体履行诺言所需的资源，银行存款、资产、固定工作以及较高的社会地位都意味着个体可以更好地承担责任（什托姆普卡，2005）。二是双方的社会相似性（Zuker，1986；Conviser，1973）。如家庭、工作、教育等相似的社会属性意味着双方认可相似的行为规范，对对方更为了解，更容易形成稳定的预期，因此相似性越大意味着信任度越高。三是双方关系的亲疏程度（彭泗清，2003a）。这很容易理解，在大多数情况下，信任程度与人际关系的密切度成正比，关系越亲密信任程度越高。四是双方交易的频繁程度（张维迎，2003）。在双方交易频繁的情况下，出于守信可以得到更多长期利益的理性思考和双方了解加深带来的心理稳定性的增加，双方更容易产生相互信任。五是双方的利益相关性。当信任双方相互的利益都有正向关系的时候，相互信任就会出现，这意味着双方相互控制手段的加强，因此这种双向信任关系比单向信任关系更为稳定（Deutsch，1958；科尔曼，1992）；相反，如果利益相关关系是负向的，也就是说双方存在竞争关系，则不利于发展信任关系（Conviser，1973）。

需要说明的是，当我们提到执行制度的"人"的时候，是指相关机构中的抽象的"角色"而非具体的"个人"，比如政府官员、医生、律师等。上述虽然讨论的是在人际互动和人际关系中发生的人际信任，但是这些论述在一定程度上可以发展到角色互动和角色关系中的角色信任。在本文中，对制度信任的研究会涉及政府官员和医生两类角色，对这两类角色的信任不仅受到一般人际信任的影响，还与对这两类角色特定的期待有关，下文即分别阐述。

3. 对政府机构的信任

在政府与信任的关系中，目前的研究更多关注政府行为对于建立社会信任的影响，却较少提及对政府本身的信任。即使那些数量较少的以政府作为信任对象的研究，其内容亦比较零散，缺乏系统性。综合起来，这些研究认为下述因素影响对政府的信任。

首先是政府本身的行为特征。它包括以下几点：一是政府态度和行为的稳定性，它意味着人们可以对政府行为形成稳定的预期；二是政府言行的一致性，也就是政府的政策制定是否与执行相一致，政府是否会履行对公众的承诺（杨文兵，2006）；三是政府组织的透明度，如果政府机构的结构和运作程序是清晰可见的，人们可以确信他们期望什么，则会形成信任，反之则会拉远它与人们的距离，由于沟通信息的缺乏形成不信任（什托姆普卡，2005）；四是政府机构的能力和信誉，这与人际信任相似，人们明显更加信任能力和信誉都较高的组织（杨文兵，2006）。但是也有学者认为上述特点形成的只是公众对政府行为的"归纳预期"，而不是信任，真正意义上的信任是包含信任双方的利益关系的（哈丁，2004）。

其次是作为代理人的政府机构与其委托人之间的关系。它包括：一是政府与公众的利益相关性，如果公众可以预见政府的利益与自己是一致的，或者说作为代理人的政府机构有动力执行政策，那么公众倾向于信任政府（哈丁，2004）；二是政府机构与公众的沟通情况，政府与公众的沟通渠道顺畅可以增进公众对政府的了解，尤其是政府对公众意愿和期待的及时回应可以增进公众对政府的信任（杨文兵，2006）。

最后是政府官员的行为。政府的政策是由具体的政府官员来实施的，他们的行为代表的是政府机构，其结果会影响到公众对机构的信任，因为其中存在"扩散的信任"效应（什托姆普卡，2005）。需要说明的是，这里提到的对政府官员的信任不是具体的人际信任，而是抽象的对角色的信任，人们会对很多社会角色有稳定和一致的期望，如果角色的扮演者的行为与公众对角色的预期行为普遍不符，则会引起人们的失望，进一步带来公众对这一角色失去信任，这种态度会扩散到由角色构成的组织。很显然，如果政府官员给公众形成的普遍印象是腐败、滥用职权、能力低等，那么很难期望公众对由政府官员组成的政府机构采取信任的态度。

4. 对医疗机构的信任

由于病人到医疗机构求医会形成病人与医生之间的直接互动，因此与上述对政府的信任不同的是，对医疗机构的信任更多具体化为对医生的信任。然而与对政府官员的信任类似，对医生的信任也不是具体的人际信任，而是角色信任，它与人们对角色的期待有关（沃林斯基，1999）。对医生的期待主要涉及医术和医德两个方面。

由于医患关系的特殊性，医生处于权威地位，以及由于技术性强造成的信息极度不对称，患者不容易得到医生的医术和医德的直接信息，在这种情况下，医患间的沟通显得尤为重要。很多研究表明，患者对医生的信任与医生的年龄、性别、技术职称、态度等个人信息密切相关，同时会受到其他患者的就医经历和态度的影响。此外美国的一些研究表明，由于医患互动的有效性取决于医患双方相互理解的能力，因此教育程度更高、社会地位与医生更接近的患者更有可能与医生建立有效互动，而较低阶层的人和妇女与医生之间的沟通问题最多（科克汉姆，2000）。

除了对医生的角色信任之外，也有研究表明对医疗机构的信任还与医院形象和医院的宣传有关。有实证研究证实，注重自我宣传和与潜在顾客群体沟通的医院更有可能吸引更多的病人（房莉杰、Bloom，2007）。

5. 小结

上文从信任对象的角度论述制度的哪些特征会影响信任主体形成特定的信任态度。这些论述都是从不同角度出发的研究，涉及多个方面，这样将其简单堆砌在一起不免凌乱，因此需要对其进行一定的梳理。事实上，上述种种都可以以"了解"和"分析"两类进行归纳。如表2-1所示。

表2-1　影响制度信任形成的信任对象（B）的特征归纳

制度规范	了解	分析
	熟悉程度	成本收益分析
机　　构	1. 组织透明度 2. 相关角色的沟通情况	1. 态度和行为稳定性 2. 行为一致性 3. 能力和信誉 4. 利益相关性
角　　色	1. 关系的亲疏程度 2. 交易的频繁程度 3. 社会相似性	1. 能力和信誉 2. 角色期待 3. 利益相关性

表2-1是对上述相关研究成果的归纳，其中，"了解"是"分析"的前提，信任者只有掌握了一定信息才能对信任对象做出判断；在一定的"了解"程度上，信任者会依据信任对象的种种表现进行"分析"，判断其守信的能力和意愿。虽然这种划分还是很笼统，但是可以以此切入实践，进一步分析信任对象影响信任形成的具体特征。

第二节　研究设计与研究方法

一　具体化为新农合制度信任的分析框架

在上述文献综述的基础上，本文提出从"信任过程"的角度分析新农合制度信任的分析视角和分析框架。之所以从"信任过程"的角度进行理解是因为：其一，从制度信任的形成机制上看，制度环境通过影响新农合的制度规定，以及农民的相关信任经验，影响到农民对新农合的制度信任，也就是说，制度信任是一个从宏观到微观、从态度到行为的过程，本文希望以新农合为例，探究这个具体过程，搭建起宏观和微观分析之间的桥梁；其二，从制度的实施过程看，新农合实施以来经历了参合率整体提高的过程，本文也想从时间的角度探究这几年是哪些因素影响到了参合率，或者说农民对新农合的制度信任的变化。

根据上文的文献综述和分析，本文的分析框架可以分为下述四部分。

①农民会对新农合的制度规定进行成本收益分析，判断自己是否能从中获益；

②农民会根据执行机构以往的表现，判断执行机构是否能够执行好该制度，在判断过程中会受到关系嵌入的影响；

③在上述分析的基础上会形成个体的信任态度和信任行为，即是否参合，而表现为群体行为就是参合率；

④上述信任经验的形成受制度环境的影响，而制度环境的变化也会影响信任态度和行为的变化。

上述分析思路亦即上一节提出的制度信任分析框架。

上述框架包含了上文提到的宏观到微观、心理到行为的两个

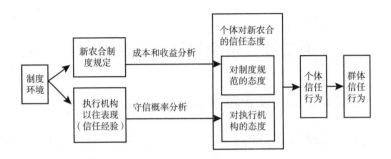

图 2－4　农民对新农合的制度信任的分析框架

过程。在从心理形成到转化为行为的微观过程中，我们可以首先通过调查了解农民对新农合的制度信任情况；而农民的信任经验、新农合实施方案的信息也是可以通过调查获得的，同时结合"理性分析"理解它们与制度信任的因果关系。然而本文的目的在于探求影响农民对新农合的制度信任的制度环境因素，从而寻求改善信任的途径。由于制度环境包含了文化、社会结构、治理安排等众多内容，因此其宏观、抽象而难于操作。本文将通过前面的分析推导出具体哪方面的环境因素对新农合的制度信任起到了主要的影响作用。

二　主要概念的界定

根据上述分析框架，本文主要涉及四个核心概念。

1. 制度信任

制度信任是指以具体的制度作为信任对象的信任。对制度的信任包含了信任者认为制度规定有利于自己，并且可以有效实施的信任态度，以及在此种态度指导下的相应行为两个层次。由于本文将制度定义为规范和实施规范的机构，因此对制度的信任也涉及这两方面的内容。具体到新农合，农民对新农合的制度信任是指制度方案在多大程度上被农民认可，农民是否相信制度能够有效实施，以及在上述判断指导下会采取自愿参加的行为，即"制度好不好""制度能否执行好"以及在此基础上的"是否自愿参加"。

2. 制度规定

制度规定是指由地方政府制定的制度的具体实施方案。在这里需要说明的是，由于中国幅员辽阔，各地经济社会发展很不平衡，因此在实施某些政策，尤其是社会政策的时候不可能采取统一的、具体的模式，而大多采取由中央制定政策原则、地方设计和实施具体方案的方式，新农合就是其中的典型代表。在中央的原则框架下，地方有较大的空间根据自己的实际情况进行制度的再创造，因此不同地区新农合的制度规范是不同的，农民对其的了解程度和具体分析也因此而异。这部分的分析将解释"制度好不好"。

3. 信任经验

在"A 相信 B 会做 X"这一关系中，信任经验是指信任者 A（truster）所具有的、与 X 相关的、关于 B（trustee）的过去的行为或者表现的信息。A 正是依赖这些信息判断 B 是否可信。由于新农合的制定和实施涉及政府机构、医疗机构这两类相关机构，以及政府官员和医生这两类相关角色，这样信任经验可以具体化为"对相关机构的了解和分析"和"对相关角色的了解和分析"。除此之外，在最初推动新农合的时候，相关机构和角色是独立发挥作用的。而在制度已经实施了几年的情况下，目前新农合还以完整的系统面对农民，农民自己和周围的人前几年的参合经历也会形成农民的信任经验，因此除了对相关机构和角色的信任经验外，还应增加一点——"参合经历"。对信任经验的分析将解释"制度能否执行好"。

4. 制度环境

制度环境是指制度所处的相关环境。由于制度的初始推动者、框架设计者是中央政府和相关部委，制度规范的具体设计者和资金管理者是各县（市）卫生局，动员、宣传、组织农民筹资的责任则由村级组织承担，定点医疗机构包括乡镇卫生院、部分县级医院以及部分地区的村卫生室等，筹资责任由各级政府和个人分担……所以新农合的相关环境涉及中央、县（市）、乡镇、行政村各个层次，包括经济社会发展状况、社会结构、相关政策，以及诸如价值观、社会规范等社会文化因素。正如上文所述，制度环境是非常宏观和抽象的，本文将通过分析探索对制度信任影响较大的具体环境因素。

三 研究单位

本研究选择了两个行政村作为研究对象，在两个行政村里围绕农民对新农合的信任，以个体农民为调查对象，开展问卷调查和个案访谈。本研究并不追求普遍的推论意义，只是想通过对两个行政村的深入调查和比较研究，就农民对新农合的信任模式进行深入分析，尝试从宏观环境到微观行为的角度提出新的解释路径。

本研究之所以以行政村为单位做个案比较研究，是因为：首先，虽然目前的新农合是以县为单位进行统筹和管理，但是由于筹资、动员、宣传都是以行政村为单位进行，而且农民是通过村干部接触新农合的，可以说行政村是新农合运作的最小行政单位，不同的村可能呈现较大的个性差异。其次，由于旧农合是一种社区卫生筹资制度，其运作的单位是村（生产大队），不同的村可能会有较大差异，而新农合与旧农合在一定程度上存在继承关系，因此以行政村为单位亦便于了解旧农合的种种经历对农民参加新农合的影响。此外，就操作可行性而言，以行政村为个案较之以县为个案自然更容易，而且行政村规模较小，也便于笔者深入研究。

因此笔者选择了湖北省 Z 县的一个行政村和安徽省 Y 县的一个行政村做研究，为方便写作，我们在本书中称前者为 z 村，后者为 y 村。笔者之所以选择这两个村，是因为两者既有共性又有个性。共性在于两者都处于中国的中部地区，经济以农业为主，人口稠密，农业人口比重大，改革开放以来都成为流动人口的主要输出地，都是比较典型的农业人口较多和农村经济比重较大的地区。此外，跟本研究内容相关的，两者所在的县都被评为 2005 年度"全国新型农村合作医疗优秀试点县"，两个村在 2007 年的参合率都达到了 98%。

尽管如此，两县被评为"全国新型农村合作医疗优秀试点县"的理由并不相同。Y 县是因为动员、宣传得好，参合率一开始就在全国名列前茅；而 Z 县的参合率并不突出，反而是在规范化、信息化管理方面有所创新，成为各地学习的典范。除此之外，两县虽然都以农业为主，但是 Z 县的经济发展要明显好于 Y 县，前者 2005年以前就已经达到人均收入 4000 元/年的水平，而后者是国家级贫困县，2006 年才实现人均收入 2000 元/年。z 村和 y 村这两个村在两个县中不论经济发展还是社会事业等都处于中等水平，具有一定的代表性。更为重要的是，正如两村所在县的参合率所反映的情况，Y 县一开始参合率就比较高，而且 y 村目前实行的是非常有特色的"三定筹资"，就是定时间、定地点、定缴费金额，由农民自动上门缴费。正如上文提到的信任是由态度和行为构成的，y 村农民的积极参合行为似乎可以被理解为对新农合的信任行为。然而相对富裕、新农合管理较好的 Z 县并非如此，该县虽然现在参合率也已经处于全国前列，但是其参合率的上升却是一个逐渐的过程，2004 年开始推行新农合的时候，其参合率只有 60%，该县相关工作人员和村干部在谈到动员的难度的时候，无不感慨万千，而且即使在目前参合率已经比较高的情况下，该县仍有部分过去参合的农民选择退出。

综合上述 z 村和 y 村的共性和个性特征，我们不禁会问，两者在参合率上的差异说明了什么？参合率是否反映了农民的真实意愿？经济发展水平和管理水平对新农合的制度信任是否有作用？还有哪些因素影响农民的制度信任，尤其是影响到 Y 县农民的积极参合？因此笔者认为这两个县和村在信任态度、制度环境，以及信任经验方面都有较高的个案分析和比较研究的价值。

四　资料收集和分析方法

本研究的数据收集采取定量和定性方法相结合的方式，使用问卷法、访谈法、文献法、观察法等资料搜集方式。

1. 问卷法

z 村有 210 户，818 人；y 村有 531 户，2173 人。根据两个村的户数和人数，结合调查需要，以及考虑到资源限制，本研究首先在两个村各抽取了 120 个农民做入户问卷调查。虽然随机抽样更能保证样本的代表性，但是在一个村的范围内做问卷调查时，这种方式并不适用。因为农民往往在农忙季节外出务农，农闲季节外出务工，即便没有生产经营活动他们也时常互相串门，如果采取完全随机的抽样方式，很难保证样本都能被找到。由于 z 村只有 210 户农户，且村民居住非常分散，因此笔者对其采取偶遇抽样和主观抽样结合的方式；而 y 村人口相对较多，且居住比较集中，因此笔者对其采取空间抽样和主观抽样相结合的方式，基本上是相邻的 4 户中选择 1 户进行调查。由于样本量占总体的比例较大，样本所反映的情况在很大程度上能够代表研究总体的情况。

调查内容包括三个部分。一是对新农合的制度信任。因为本文将新农合制度信任定义为态度加行为，在问卷中有 4 个问题进行相应的测量：①认为这项制度好不好；②认为这项制度能不能执行好；③哪一年参加合作医疗（包含有没有参加）；④未来会不会参加。然后用单变量描述的方法分析制度信任中哪些环节比较强，哪些环节比较弱。

二是对制度规范的了解程度和形成特定评价的原因。因为跟农民利益最相关的制度内容是报销规定和报销程序，因此在问卷中相应的问题是：①对制度规范的了解程度；②对报销规定的评价；③对报销程序的评价。这部分数据主要用来与第一部分中的"认为这项制度好不好"进行相关分析，以描述农民对制度信息的了解程度和分析农民对制度信任的影响。

三是相关信任经验。根据上文的分析，农民对新农合的信任经验集中在对政府机构、医疗机构、政府官员和医生的信任四个方面。本研究对这四者划分了不同层次，政府机构和政府官员分为村、乡镇、县及县以上，医疗机构和医生分为乡镇卫生院和县医院（因为这两类医院是新农合定点医疗机构）。在调查中用两个测量表分别对相关角色和相关机构的信任度进行测量。在这两个表中，信任度分为"完全不信任""不信任""不确定""可信任""完全信任"五个层次。然后用单变量描述的方法分析农民的信任经验中哪些方面是积极的，哪些方面是消极的；继而分析农民的这些信任经验与"制度能否执行好"之间的关系。

2. 访谈法

本研究的访谈采取了对农民进行个案访谈和对各级相关管理者进行座谈的方式。

（1）个案访谈

本研究在两个村各选择了 30 户农户进行半结构式个案访谈，访谈对象是在问卷调查的基础上有目的地选取的，选取的原则是代表性、典型性和调查对象表达清楚。此外，由于访谈对象基本上都是之前的问卷调查对象，笔者与其进行第二次接触，这有利于消除调查对象的戒备心理，使访谈更加深入可信。

访谈内容主要是农民对制度规范的评价，以及具体的信任经验的情况，包括农民的这些评价和经验是如何形成的。根据文献综述，访谈内容分为五个部分：一是农民最初参加新农合的动机，包括动员过程、当初的理解，以及是否自愿等；二是农民参加新农合后的经验，比如对制度的具体了解情况、报销情况、对制度执行情况的评价，以及对制度的未来预期等；三是农民对各级干部的信任经验及其影响机制，包括农民与干部的互动和关系、农民对干部的能力和声誉的评价、村干部日常工作情况，以及村干部选举情况等；四是农民对政府机构的信任经验及其影响机制，包括农民对政府政策的稳定性的评价、农民对各种农村政策的了解程度和评价、农民对各级政府官员办事能力和信誉的评价等；五是农民对医疗机构和医生的评价及信任经验，包括以往就医经验、周围人对医生和医疗机构的评价、农民对医生和医疗机构的评价，以及跟医生的沟通情况等。

（2）座谈会

座谈会的目的是了解新农合的实施情况，以及调查地区的制度环境，以此作为农民对新农合的制度信任的背景。访谈对象和具体内容是：一是对县卫生局、合作医疗办公室的工作人员的访谈。了解该县的经济社会情况，人口构成，新农合的执行情况及与其他制度的衔接情况，新农合筹资、动员、监管的过程，政府对医疗机构的管理，农民对新农合的反应和主观评价，以及目前存在的主要问题等。二是对乡镇政府相关工作人员的访谈。了解该乡镇的经济社会情况、人口构成、乡镇政府职能和履行情况，新农村建设在该乡镇的实际内容，该乡镇的发展情况、干群关系、相关政策执行情况，新农合的动员和实施过程，访谈对象对新农村建设和新农合的主观评价等。三是对村干部的访谈。了解村的经济发展、人口构成、传统文化、社会变迁，村委会职能和履行情况，干群关系，村组织自治情况，新农合的实施情况，村民对新农合的反应，访谈对

象对新农村建设和新农合的主观评价等。四是对定点医疗机构工作
人员的访谈。了解新农合实施前后医疗机构行为和收入的变化、农
民就诊行为、医患关系等。

　　本研究的调查是在 2006 年 1 月到 2007 年 12 月完成的，笔者
在这两年内，分别到这两个县调研了四次。这两年恰是这两个县新
农合的参合率显著上升、农民对新农合逐渐认可和接受的主要时
期。

第三章

调查地区新农合实施的基本情况

第一节　调查地区和调查对象的背景情况

一　调查地区的经济社会情况

1. 两县的经济、社会概况

Z县①位于湖北省中部，汉江中游。全县面积4488平方公里，下辖17个乡镇，1个街道办事处，总人口101.7万，其中农业人口69.95万，占总人口的68.78%。Z县不仅在面积和人口数量上居于湖北省前列，其经济水平更是名列前茅。该县土地资源丰富，人均耕地面积2亩，土质深厚肥沃，水能资源充足，是典型的"鱼米之乡"；矿产资源丰富，交通便利，公路、铁路、水路均四通八达；此外，Z县旅游业发展迅速，是国家优秀旅游城市。综合上述优势，Z县社会经济综合实力连续六年进入湖北省十强县市行列，农业综合实力曾位居全国第五，湖北第一。2006年Z县人均生产总值为9540元，农民人均纯收入4130元。

---

① 事实上，Z是一个县级市，为方便描述与比较，暂称其为Z县；本部分使用的Z县和Y县的数据，如非特殊注明，均指2006年的数据。

虽然同处于中国中部地区，同样以农业为主，同样是农村人口占多数，但Y县的情况与Z县差距甚大。Y县位于安徽省西南部，地处大别山腹地，是一个纯山区县，也是国家级贫困县。全县总面积2398平方公里，辖区内28个乡镇①，总人口40万，其中农业人口35.8万，占总人口的89.50%。该县自然条件恶劣、交通不便，这都影响了经济的发展；人均耕地面积0.6亩，多为水田，但土地相对贫瘠。虽然Y县也在强调发展工业、优化产业结构、发展旅游业等，但是受自然资源和交通条件的限制，并无显著优势。2006年Y县人均生产总值为5290元，农民人均纯收入2023元。除了这些基本情况外，作为国家级贫困县，与Z县相比，Y县具有较强的外部扶持和政府主导经济发展的特点。Y县率先在全省推出"扶贫开发整村推进"工程，先后投入各类扶贫资金3.1亿元，减少贫困人口13万，在全省扶贫开发工作考核中，连续三年被评为第一名。在多项扶贫开发工作中，其特色农业发展成为一大亮点，政府对茶叶、高山蔬菜、蚕桑的种植（养殖）进行指导和扶持，以此作为促进农民增收的一个主要措施。这一政府工程作为新农村建设的先进经验，甚至上了2007年中央电视台的《焦点访谈》节目。

2. 两村的经济社会概况

位于Z县的z村是一个小村庄，耕地面积1332亩，共有5个村民小组，210户农户，818人。该村紧挨着镇中心，村里没有集体企业，村民绝大部分务农，每户有10亩左右田地，耕地上的主要农作物有棉花、油菜等，很多农户有柑橘林和鱼塘，2006年人均纯收入在4200元左右。这个收入足以维持该村村民殷实的生活，但是如果家里有重大的疾病负担或教育负担（主要是有孩子念大学），

---

① Y县人口不到Z县的一半，而乡镇数却比Z县多三分之一，这反映的是Z县地处丘陵和平原地区，人口居住相对集中，而Y县是山区县，人口居住分散。

表 3-1 Z、Y 两县经济社会情况及与全国水平的比较（2006 年）

	Z 县	Y 县	全国平均
总人口（万人）	101.7	40	—
农业人口（万人）	69.95	35.8	—
人均耕地面积（亩）	2	0.6	1.39
人均生产总值（元）	9540	5290	—
农民人均纯收入（元）	4130	2023	3587
农村经济特点	资源丰富,多种经营并存	资源贫乏,政府主导的特色农业	

数据来源：《Z 县 2006 年政府工作报告》《Y 县 2006 年政府工作报告》《中国统计年鉴 2007》。

其生活还是有些拮据的。与中部地区的很多农村一样，农户经营家里的田地并不需要太多人，因此 z 村的青壮年劳动力要么在外读书，要么外出打工（共有 90 多人长期外出务工），很少留在家里。

位于 Y 县的 y 村是由两个行政村合并成的一个大行政村，共有 531 户农户，2173 人，27 个村民小组。户均田地 2 亩左右，居民收入主要来源于茶叶、桑蚕和蔬菜，青壮年劳动力大部分在外地打长工、在本地打短工，或在镇上做一些小本生意。该村没有集体企业，但是有一些私营企业，比如有三个砖厂。2006 年人均纯收入 1780 元。

z 村在村口有一个村卫生室，有 1 名村医；y 村由于是两个村合并而成，因此有两个村卫生室，每个村卫生室各有 2 名村医。两县的村卫生室都由个人承包，自负盈亏，都能够做一些基本的疾病诊断、外科处理，并提供出诊服务。根据卫生部门的要求，它们还同时承担一些公共卫生的职责，比如孕产妇登记、疾病数据收集等。有所不同的是，Z 县的村卫生室可以进行新农合的门诊报销，因此 z 村的村医还承担了新农合的动员任务，同时接受乡镇卫生院更多的监督与指导。

二　调查对象基本情况

如前所述，本文采取的是个案研究的方法，笔者首先采用偶遇抽样、空间抽样和主观抽样相结合的方法，在每个村抽取了 120 个样本进行问卷调查，然后在问卷调查的基础上主观选取了各 30 个样本进行个案访谈。问卷调查和个案访谈对象的基本情况如下。

首先是问卷调查对象的性别情况。由于合作医疗是以户为参加单位，因此在调查时，保证每户只有一个人被调查；由于中国农村家庭一般是男性当家做主，且男性往往在教育程度、理解力和表达能力方面都明显高于女性，所以在做问卷调查的时候，我们选择的被调查者大部分是男性；尽管女性的影响力较小，但是并不意味着她们的意见对参合行为没有任何影响，因此我们也调查了部分女性。综合上述因素，正如表 3 - 2 所示，本文的被调查者有三分之二左右是男性，三分之一左右是女性。

表 3 - 2　问卷调查对象的性别构成

	z 村		y 村	
	人数（人）	比例（%）	人数（人）	比例（%）
男性	81	67.5	86	71.7
女性	39	32.5	34	28.3
合计	120	100	120	100

其次是问卷调查对象的年龄构成。从年龄构成上看，问卷调查对象的年龄集中在 31 ~ 60 岁，z 村的平均年龄是 44.3 岁，y 村的平均年龄是 44.4 岁。这是因为首先 30 岁以下的村民大多外出上学或打工，因此人数较小；其次，我们主观抽样的标准是保证大多数

被调查者是户主，或者说是掌握家庭事务决定权的人，符合这个条件的大多是中年人。从表3－2和表3－3可以看出，z、y两村的问卷调查对象的性别和年龄构成大体相似，因此调查结果具有较大的比较意义。

表3－3　问卷调查对象的年龄构成

	z 村		y 村	
	人数（人）	比例（%）	人数（人）	比例（%）
20～30 岁	9	7.5	13	10.8
31～40 岁	37	30.8	31	25.8
41～50 岁	39	32.5	44	36.7
51～60 岁	28	23.3	21	17.5
60 岁以上	7	5.8	11	9.2
合　计	120	100	120	100

最后是问卷调查对象的文化程度。从表3－4可以看出，两村调查对象的文化程度多为初中，同时从总体上看，z村调查对象的文化程度要高于y村，这也反映了两村的整体情况——经济条件较好、地处较为开放地区的z村，其村民的整体文化程度要高于经济条件较差、地处封闭山区的y村。

表3－4　问卷调查对象的文化程度

	z 村		y 村	
	人数（人）	比例（%）	人数（人）	比例（%）
不识字	5	4.2	7	5.8
小学	34	28.3	45	37.5
初中	58	48.3	55	45.8
中专或高中	23	19.2	13	10.8
大专及以上	0	0	0	0
合　计	120	100	120	100

第二节　调查地区新农合的制度设计

中国是一个幅员辽阔、地域发展极不平衡的国家，这就决定了在制定政策的时候，经常是中央首先制定一个原则框架，而地方，尤其是县级地方政府制定具体的实施细则。很多政策的实施过程是从少数地区的试点开始，逐步总结经验，然后推广试点，最终变为全国实施的稳定政策，这类政策在试点初期更倾向于遵循比较粗框架的原则。新农合就是上述政策的典型，在中央的原则框架下，地方要进行制度的再创造，因此不同地区的具体实施情况会有较大的差异。

一　中央新农合的政策框架

在讨论新农合的具体实施情况之前，有必要回顾一下中央层面的新农合政策框架，根据 2003 年 1 月卫生部、财政部、农业部发布的《关于建立新型农村合作医疗制度的意见》，国家主要规定了这样几个原则：各级政府和农民个人共同筹资，以政府筹资为主；大病补偿为主，兼顾广泛的受益面；农民自愿参加；以县为资金统筹单位和管理单位。具体规定如表 3 - 5 所示。

表 3 - 5　新型农村合作医疗的制度框架（2003 年）

项目	主要内容
组织管理	(1)一般采取以县(市)为单位进行统筹。 (2)县级人民政府要制订具体方案,各级相关部门在同级人民政府统一领导下组织实施。 (3)县级人民政府成立由有关部门和参加合作医疗的农民代表组成的农村合作医疗管理委员会,负责有关组织、协调、管理和指导工作。 (4)委员会下设经办机构,负责具体业务工作。 (5)根据需要在乡(镇)可设立派出机构(人员)或委托有关机构管理。

项目	主要内容
补偿方案	(1)要坚持以收定支、收支平衡的原则,既保证这项制度持续有效运行,又使农民能够享有最基本的医疗服务。 (2)农村合作医疗基金主要补助参加新型农村合作医疗农民的大额医疗费用或住院医疗费用。 (3)有条件的地方,可实行大额医疗费用补助与小额医疗费用补助结合的办法,既提高抗风险能力又兼顾农民受益面。 (4)对参加新型农村合作医疗的农民,年内没有动用农村合作医疗基金的,要安排进行一次常规性体检。 (5)各省、自治区、直辖市要制订农村合作医疗报销基本药物目录。各县(市)要根据筹资总额,结合当地实际,科学合理地确定农村合作医疗基金的支付范围、支付标准和额度,确定常规性体检的具体检查项目和方式,防止农村合作医疗基金超支或过多结余。
资金筹集和管理	(1)农民个人每年的缴费标准不应低于10元,经济条件好的地区可相应提高缴费标准。 (2)地方财政每年对参加新型农村合作医疗农民的资助不低于人均10元,具体补助标准和分级负担比例由省级人民政府确定。 (3)中央财政每年通过专项转移支付对中西部地区除市区以外的参加新型农村合作医疗的农民按人均10元安排补助资金。 (4)农村合作医疗基金由农村合作医疗管理委员会及其经办机构进行管理。 (5)在国有银行设立合作医疗基金专用账户,农民缴纳的参合费直接存入该账户,各级财政拨付的支持资金也直接划拨到该账户。
医疗机构管理	(1)各地区要根据情况,在农村卫生机构中择优选择农村合作医疗的服务机构,并加强监管力度,实行动态管理。 (2)要完善并落实各种诊疗规范和管理制度,保证服务质量,提高服务效率,控制医疗费用。
监督	(1)农村合作医疗经办机构要定期向农村合作医疗管理委员会汇报农村合作医疗基金的收支、使用情况。 (2)要采取张榜公布等措施,定期向社会公布农村合作医疗基金的具体收支、使用情况,保证参加合作医疗农民的参与、知情和监督的权利。 (3)县级人民政府可根据本地实际,成立由相关政府部门和参加合作医疗的农民代表共同组成的农村合作医疗监督委员会,定期检查、监督农村合作医疗基金使用和管理情况。 (4)农村合作医疗管理委员会要定期向监督委员会和同级人民代表大会汇报工作,主动接受监督。 (5)审计部门要定期对农村合作医疗基金收支和管理情况进行审计。

资料来源:根据《关于建立新型农村合作医疗制度的意见》整理。

　　从上述制度框架可以看出，中央只是在各个方面做了原则性的规定，具体如何操作，中央给地方政府（尤其是县一级政府）留了较大的空间进行制度的再创造。在这一原则框架下，具体的实施方案是由各个县政府制定，新农合的大部分具体管理工作也是在县一级进行，涉及组织管理和监督、补偿方案设计、基金管理、定点医疗机构的确定与监督等。因此我们可以看到，Z、Y 两县的具体实施方案以及实施的过程虽然都没有离开中央的政策框架，但是仍呈现诸多不同。

　　由于以县作为资金统筹和管理单位，所以在上述中央指导政策的框架下，各个县都出台了自己的具体实施方案。从两个调查地区实施方案的具体内容看，一方面，在结构上，两地的方案框架跟中央的政策框架都是一致的；另一方面，具体内容又略有不同，尤其是在补偿方案设计方面，体现出两地不同的经济发展水平、管理水平、政策理念和思路等①。

二　组织机构

　　按照中央的政策要求，各个县至少要设立三个新农合相关机构：新农合管理机构——合作医疗管理委员会（简称合管委），新农合经办机构——合作医疗管理办公室（简称合管办），新农合监督机构——合作医疗监督委员会（简称合监委）。其中，合管委由县长、县政府各相关部门的负责人、各乡镇长以及参合农民代表组成，负责人由县长或常务副县长担任，负责合作医疗的组织协调工作和具体方案的确定。合管委下设合管办，负责日常业务，目前绝大部分合管办设在县卫生局。合监委由人大、政协、纪检、审计等

---

　　①　2008 年政府财政补贴已经增至每人 80 元，同时农民个人缴纳的标准也提高到 20 元，这样达到每年人均 100 元的水平。但是在本文完成的时候，两个县的新的制度规范并没有出来，所以这部分提到的制度规范均指 2007 年及以前的。

部门的负责人和农民代表组成，负责人由县人大常委会主任或主管监察和审计的副县长担任，主要职责是检查监督合作医疗的执行情况。此外，部分地区的乡、村级也设立了管理机构，负责对农民具体的宣传发动和政策落实。如表3-6所示。

表3-6 新农合县级管理和监督机构的模式安排

机构	成员	负责人	具体工作内容	工作形式
新农合管理委员会	县长，卫生、财政、农业、民政、发改、审计、药品监督、中医药、扶贫等部门负责人，各乡镇长，参合农民代表	县长	(1)组织新农合宣传发动工作； (2)确定新农合发展规划、实施方案和管理规章； (3)确定农民缴费标准； (4)检查监督具体工作执行； (5)协调解决新农合的问题	定期和不定期召开会议
新农合管理办公室	专职工作人员	合管办主任	(1)在合管委领导下负责新农合具体业务管理工作； (2)按照标准审定定点医疗机构，并对其行为进行监督管理； (3)审核报销医疗费用； (4)执行新农合资金管理制度，保障基金安全运行； (5)对新农合运行数据进行统计和上报； (6)及时向社会公布制度运行信息，接受社会监督	常设专门机构
新农合监督委员会	人大，政协，纪检、审计、监察等部门的负责人，参合农民代表	分管监察和审计的副县长或县人大常委会主任	(1)检查监督新农合实施方案和工作计划的落实情况； (2)检查监督新农合基金运行情况； (3)检查监督定点医疗机构提供服务的规范情况； (4)受理群众的举报和投诉	定期和不定期召开会议[①]

机构	成员	负责人	具体工作内容	工作形式
乡、村级管理委员会	乡（镇）分管领导、有关部门负责人、村委会主任、村民代表	乡（镇）分管领导或村委会主任	（1）宣传新农合政策、实施方案； （2）组织发动农民参加新农合； （3）组织收缴农民参合基金	定期和不定期召开会议

注：①新农合的工作除了由合监委监督外，还由审计等部门定期对资金运行情况进行审计，这是审计部门的日常工作之一，由专人负责，因此不算合监委的工作。

资料来源：根据《新型农村合作医疗培训讲义》（2005版）整理，卫生部农村卫生管理司，2005。

由表3-6可以看出，理论上讲，新农合的实施方案由合管委制定，而合管办则是具体工作的执行者；合管委主任由县长兼任，成员包括各个相关部门的负责人以及农民代表，这似乎表明新农合方案是相关利益各方表达和协商的结果（当然包括农民），合管委有足够的力量统筹协调；同理，合监委由县政府领导或县人大常委会领导担任负责人，成员涉及审计、监察等部门的负责人以及农民代表，这也似乎意味着有力的监管手段和农民监督权的表达。但是另一方面，我们可以看到在这三个机构中，只有合管办是常设专门机构，有专职的工作人员，而合管委和合监委都不是常设机构，成员更是由"工作繁忙"的各部门领导担任，而且是通过会议的形式履行其职责，因此这两个机构的工作弹性是比较大的——如果领导重视，会议就会开得多一些，具体干预和解决的事情也会多一些，同时监督作用也会发挥得更充分；反之，这两个机构可能只是形式，并无太大实际作用。Z县和Y县的情况很好地说明了这一点。

根据以上的模式安排，Z县的《新型农村合作医疗制度实施办法》规定："市成立合作医疗管理委员会，负责全市新型农村合作医疗的组织、协调、管理和指导工作。成员由市政府领导和市政府办公室、卫生、财政、审计、监察、民政、农业、宣传等部门负责人组成。"同时规定："县合管委下设办公室，为新型农村合作医疗经办机构，负责全县新型农村合作医疗的业务管理和日常工作……合管办挂靠卫生局，人员从卫生部门内部调剂。"此外，"乡镇级设立新型农村合作医疗管理办公室，配备1名专职人员和1名兼职人员，为县合管办委托独立经办机构"。在具体的实施中，日常工作基本上都是由合管办的9名全职工作人员和作为其派出机构的乡镇合管办承担，合管委的"组织、管理、协调和指导工作"主要是每年召开两次会议，听取合管办的汇报。其中在年末的那次会议尤为重要，主要内容是审议下一年度的"实施方案"，确定全县参合率指标（事实上这两项都是合管办报上来的，所谓审议通过只是形式而已），然后以县委、县政府的名义下达"实施方案"和参合率任务。从实践上来看，这种由县领导担任新农合组织领导的形式有利于运用政府的行政动员能力推动政策落实；但是Z县的合管委并没有农民代表参加，而且实施方案是合管办单独设计的，并没有反映各方利益。此外，Z县合监委职能的发挥更是有限，每年只是形式性地召开一次会议听取汇报，并无实际效果。合监委虽有3个农民代表，但是基本上没有反映农民的意见。

Y县新农合的组织结构与Z县类似又略有不同。第一，Y县的合管委中包括农民代表，而Z县则没有；第二，Y县的合监委的人员构成和工作职责在"实施方案"中有相关规定，而Z县虽有机构，但没在"实施方案"中体现；第三，Y县在乡镇级也设立了合管委和合监委，村级有新农合工作小组，这些也都是非常设机构，由乡镇领导、村委会主任和相关部门负责人兼任，这在Z县是没有的。但是Y县不具备如Z县一样的"乡镇合管办"，在乡镇级并没有专职实施机构。在具体实施过程中，两县各个机构的工作内容和发挥的作用也是相似的，Y县主要工作也是都由合管办实施，合管委主要在运用行政力量落实政策方面发挥作用，同时合监委的作用微弱。

从上述关于组织机构的政策规定与具体实施的比较中可以看出，中央政策规定设立多部门参加并包括农民代表的合管委和合监委，其目的在于使制度的设计和实施能够体现相关方的利益，尤其是农民的利益，保障农民在新农合中的"参与、知情和监督的权利"。然而在实践的过程中，相应机构虽然建立了，但却不是相关各方的利益体现，尤其没有让农民参与新农合的制度设计、管理与监督。在此，中央的政策目标与地方的执行情况之间明显存在差距。

还值得注意的是，两县新农合略有不同的组织结构表现为Z县"务实"、Y县"务虚"的特点：Z县更加注重制度的日常执行，其具体经办机构建设呈现明显的优势；而Y县更强调行政控制力的渗透，具体表现为其各级组织领导机构的完善。上述差异是与两县客观环境和长期形成的政府工作传统等密不可分的，这可以间接解释两县在参合率方面的差异。这些会在下文中详述。

三　补偿方案设计

补偿方案是新农合实施方案最核心的部分，它一方面关系到能在多大程度上缓解农民的健康风险，以及能否吸引农民参加，另一方面关系到新农合的基金风险，而这两者都决定了新农合能否持续运行。因为目前新农合的筹资水平比较低，所以在有限的合作医疗基金范围内，补偿方案首先涉及的是"补大"还是"补小"的关键问题，即只补偿大病或是兼顾大病小病费用；其次是补偿范围，即哪些医疗支出可以补偿，哪些不可以补偿；再次是补偿水平，涉及补偿比、起付线和封顶线三个概念。除了补偿方案以外，还有报销程序的问题，现有的报销方式可以分为定点医疗机构垫付和事后到固定机构报销等。

第一，在"补大"和"补小"的问题上，根据中央实施政策的初衷，主要是解决农民"因病致贫，因病返贫"问题，因此提出"建立以大病统筹为主的新型农村合作医疗制度"。但是这项制度的原则之一是"农民自愿参加"，而由于患大病的比例非常低，只做"大病补偿"每年仅有少数农民从中受益，因此为了扩大受益面，吸引农民参合，很多地区采取了比较复杂的补偿模式，具体而言包括以下几种：一是住院补偿加门诊账户，二是只补住院，三是住院补偿加门诊补偿（比如重大非住院慢性病），四是住院补偿、门诊补偿加门诊账户。调查显示，大多数地区采取的是第一种补偿模式（卫生部农村卫生管理司，2005）。就本研究的两个调查县而言，Z县实行的是住院补偿加门诊账户的模式；Y县采取住院补偿、重大非住院慢性病和门诊账户兼顾的模式。Y县将高血压三期、心脏病伴心衰、饮食控制无效的糖尿病、精神病、结核病等12类疾病纳入补偿范围，这些疾病多为慢性病，需要长期治疗，开销较大，但并不需要住院。

第二，关于补偿范围问题，主要是设计补偿的服务范围和药品目录。之所以会有这方面的设计，主要是出于资金安全和效率方面的考虑，以使有限的资金首先能涵盖那些被认为最基本并已被证明是最有效的项目和药品。在Z县，补偿范围的相关规定主要包括下述三项：一是住院补偿包括住院期间的药费、床位费、手术费、处置费、输液费、输氧费、常规影像检查（B超、X线、心电图）以及常规化验（血、尿、便）费用，而其他检查、检验费，单次在100元以上的必须进行申请审批，200元以上的除了进行申请审批外，须由患者负担50%；二是门诊和住院的用药必须在《湖北省新型农村合作医疗基本用药目录》之中方可报销；三是必须在本县新农合定点医疗机构内就医方可报销，而在其他医疗机构就医，又无有效转诊、转院手续的不予报销（这一规定的主要作用在于加强对供需双方的控制，下文详述）。此外，斗殴致伤、医疗事故、工伤和职业病、与疾病无关的检查和治疗费用等都不予以补偿。在补偿范围这一方面，Y 县的具体实施情况与 Z 县基本一致，只是从两县的实施方案上看，Y 县的书面规定不如 Z 县的规范和详细，其主要列了 7 条不属于补偿范围的情况。

第三，关于补偿水平问题，各地基本都规定了报销起付线、封顶线和报销比例，也就是说患者在起付线和封顶线的范围内，享受一定比例的补偿，这样做当然是出于基金安全的考虑。同时，由于不同级别的医疗机构收费标准是不一样的，级别越高收费越高，为了提高基金的使用效率，也为了有效利用基层卫生资源，不同级别医疗机构的起付线、封顶线和报销比例是不同的。比如同样需要住院治疗的某种疾病，乡镇卫生院的收费原本就低于县级医院，同时在乡镇卫生院治疗享受的报销起付线也低于县级医院，而报销比例要高于县级医院，这样综合下来，农民在乡镇卫生院住院显然能够得到更多实惠，这一规定可以起到引导农民在基层医疗机构就医的作用。具体到 Z 县而言，乡镇卫生院的报销起付线是 100 元，县级医院的起付线是 300 元，而县外医院的起付线是 800 元，封顶线都是 20000 元；报销比例在乡镇卫生院是 60%，在本县的县级医院是分段的，分别为 45%（301～2000 元）、50%（2001～4000 元）、55%（4000 元以上），在本县以外也是采取分段的方式，但比例低于本县的县级医院；此外，对于住院分娩，每人定额补助 100 元（有产科并发症的纳入住院补助范围）。在 Y 县，乡镇卫生院的起止线是 101～3000 元，县级医院是 301～10000 元，县级以上医院是 601～30000 元；乡镇卫生院的补偿比例是 55%，县级医院是 45%，县级以上医院是分段的，分别是 35%（10000 元以下）和

40%（10000 元以上）；对于住院分娩，绝对贫困户定额补助 300元，低收入户补助 200 元，非贫困户补助 100 元；对于方案中提到的 12 种慢性病，在门诊用药范围之内的，年累计起止线为 501 ~ 10000 元，补偿比例为 30%。此外，在门诊方面，两县均规定在门诊账户的范围内的，全部报销。

第四，就报销程序而言，中央文件并没有相关规定，但这并不意味着报销方式无足轻重，相反，报销是否方便决定了农民能否更直接、更充分地享受到合作医疗的好处，而且不同的报销方式对于定点医疗机构的控制作用也是不同的。在住院报销方面，目前 Z 县和 Y 县采取的都是先由定点医疗机构将报销的费用垫付给参合的出院患者，然后定点医疗机构定期到县合管办结账的方式。这样做的好处在于一方面方便了农民，使他们出院的时候就可以在定点医疗机构完成报销程序，拿到报销的费用；另一方面加强了合作医疗管理机构对定点医疗机构的控制力——审核不合格的话，定点医疗机构是不能拿回垫付的费用的。因此相比两年前 Y 县采取的患者出院后再到县合管办报销的方式，这种定点医疗机构垫付的方式确实有明显优势。在门诊报销方面，两县采取的也是定点医疗机构垫付的方式，所不同的是，Z 县的门诊账户可以在村卫生室使用，所以存在两级垫付的情况，即先由村卫生室垫付给参合患者，然后村卫生室到所属乡镇的乡镇卫生院审核报销，乡镇卫生院垫付给村卫生室，乡镇卫生院到县合管办报销。这种方式一方面增强了乡镇卫生院对村卫生室的控制，另一方面也增加了乡镇卫生院的风险和工作压力。此外，Y 县还涉及非住院慢性病报销，由于这种补偿内容不易进行"需方约束"①，因此采取的是事后到县合管办报销的方

---

① 主要是指参合农民可能将其合作医疗证借给其他患有慢性病的人使用，而这类情况不易发现，这样就会增加资金风险。

式，且报销程序比较复杂。

上述各类关于补偿方案的信息如表 3－7 所示。

表 3－7　两县补偿方案的主要内容

补偿模式	Z 县	Y 县
	住院＋门诊账户	住院＋门诊账户＋部分慢性病
补偿范围	住院期间的基本开销和基本检查；药品必须在用药目录范围内	同 Z 县，但从方案文字上看不如 Z 县详细和规范
补偿水平	乡镇卫生院：100～20000 元，比例 60%；县级医院：300～20000 元，分段比例 45%（301～2000 元）、50%（2001～4000 元）、55%（4000 元以上）；县外医院：800～20000 元；住院分娩定额补助 100 元	乡镇卫生院：101～3000 元，比例 55%；县级医院：301～10000 元，比例 45%；县外医院：601～30000 元，分段比例 35%（10000 元以下）、40%（10000 元以上）；慢性病门诊补偿：501～10000 元，比例 30%；住院分娩定额补助：绝对贫困户 300 元，低收入户 200 元，非贫困户 100 元
报销程序	先由定点医疗机构将报销的费用垫付给参合的出院和门诊患者，定点医疗机构定期到县合管办结账	同 Z 县；此外慢性病采取事后凭就医凭证等到合管办报销的方式，程序比较复杂

通过表 3－7 可以看出，一方面，从有利于农民的角度出发，就补偿模式而言，显然 Y 县的包括部分慢性病的补偿模式更有利于农民，事实上，从我们调查的结果看，Z 县农民对合作医疗的不满主要集中在慢性病不能补偿上。然而在两县人均筹资标准一样（人均 50 元/年）的前提下，Y 县将一部分资金用于慢性病补偿，自然在住院的补偿水平上要低于 Z 县，主要表现在其封顶线和补偿比均比 Z 县低。另一方面，从资金安全的角度出发，似乎 Z 县做得更好。Z 县相对简单的补偿模式自然较 Y 县包括慢性病的补偿模式更容易控制，从其更为规范和细致的方案设计也能看出其对资金效率的关注。

四　基金筹集、管理和运行

新农合的基金安全可以说是基层的新农合管理者最为关注的问题，因为它是新农合稳定运行的关键。在资金筹集方面，根据中央的政策规定，新农合资金由各级政府的财政补助和农民缴纳的参合费构成，在自愿参加的原则下，中西部地区的筹资标准是农民个人缴费不低于10元，中央财政转移支付人均20元，地方财政补助人均20元。在上述规定下，如果政府的筹资责任不发生变化，则农民的参合意愿决定了筹资的成败。而农民的参合意愿受到多种因素的综合影响，这正是本文所要探讨的问题。在Z县，农民个人承担15元，中央财政转移支付20元，地方政府筹集15元，2008年参合率为90%；在Y县，农民个人承担10元，中央财政转移支付20元，地方政府筹集20元，2008年参合率为98%。同时为了避免"逆向选择"带来的风险，两县都规定农民必须以户为单位参加。

表3-8　2005~2007年两县筹资构成

单位：元

	Z县	Y县
个人缴款(每人每年)	15	10
中央转移支付(每人每年)	20	20
地方财政补助(每人每年)	15	20
合计(每人每年)	50	50

新农合在资金管理上是明显优于旧农合的，主要在于新农合明确规定实行专门的银行账户，资金封闭运行，专款专用，这就基本上杜绝了新农合资金被贪污、挪用的情况。按照中央的政策要求，Z、Y两县都在银行设立专用账户，各级政府筹集的资金直接打入该账户，农民缴纳的费用由基层财政部门负责收取，然后存入合作

医疗账户。

在资金分配上，Z 县在每人每年缴纳的 15 元费用中，有 9 元记入门诊家庭账户，家庭成员门诊产生的费用（必须在定点医疗机构）可以在门诊账户的额度内核销，也可以滚存，但不得抵缴个人应缴纳的新农合费用，也不能退返现金，其余的进入大病统筹基金；人均 38.5 元建立大病统筹基金，用于支付住院费用；人均 0.5 元作为风险基金，用于新农合基金的财务透支和意外情况的应急处理；人均 2 元建立健康体检基金，用于参加新农合的人员每年一次的健康体检。Y 县略有不同的是农民每人每年缴费标准为 10 元，其中 5 元记入家庭账户，另外 5 元用于大病统筹；人均 42 元建立大病统筹基金，人均 3 元作为风险基金，没有健康体检基金。风险基金是每年预留出来的，年底结余的部分一般加上当年的风险基金用于大额医疗费的二次补助。

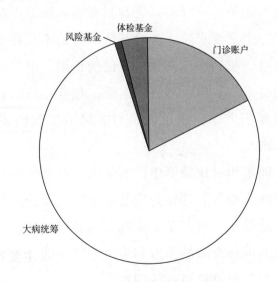

图 3 - 1　Z 县资金分配

我们从资金分配图中可以看到，Z 县预留的风险基金非常少，这可以看作其管理水平较高的一种自信的表现；而 Y 县并没有按

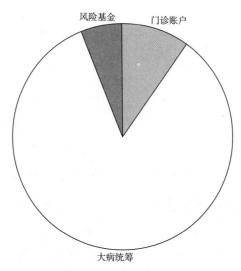

图 3 - 2　Y 县资金分配

照要求设立体检基金，据当地工作人员介绍，他们第一年的时候实行过体检，但是效果并不理想，尤其是遭到乡镇卫生院的抵制，所以后来撤销了。中央要求建立体检基金的目的不仅在于扩大新农合的受益面，也可以起到一定的预防保健的作用，但是这同时也会挤占其他方面的资金。Y 县取消健康体检，有可能是出于将更多的资金用于大病补偿的考虑，也可能是对乡镇卫生院的妥协（这在很多方面有所体现）。

上述几个问题相对比较简单，而新农合基金的运行则要复杂得多，它一方面涉及如何合理地分配资金才能既保证资金安全，又使农民最大程度地受益，也就是上文提到的补偿方案设计的问题；另一方面涉及如何进行有效的供方和需方约束才能使资金运行更为安全，这是本研究下面将要讨论的问题。

五　定点医疗机构管理与费用控制

费用控制是新农合基层管理的核心，一般来说分为供方约束和需方约束。

1. 供方约束

为了便于控制费用，新农合规定，只有在定点医疗机构就医才可以享受费用补偿。Z、Y两县的定点医疗机构均包含了所有的乡镇卫生院，以及县医院、县中医院、县妇幼保健院这三个主要的县级公立医院。略有不同的是，Z县的定点医疗机构还包括了两个私立医院（设立的初衷是引入竞争，但是据相关人员介绍，作用并不明显），同时在所在村的卫生室就医也可以享受门诊费用补偿。

对定点医疗机构进行管理的目的在于保证服务质量和控制费用，主要内容包括对服务质量的监管、对服务费用的监管和对行为规范性的监管三项。在对服务质量的监管和对行为规范性的监管方面，中央和地方都有相应的文件作为依据，比如卫生部颁布的《医院管理条例》《医院工作制度》，各个省颁布的《合作医疗基本用药目录》，各个县颁布的补偿程序规定等。Z、Y两县基本上都是按照这些规定实施的，在此无明显差异。事实上，对定点医疗机构监管的重点在于费用控制，用Y县分管副局长的话说，这是一个"永恒的话题"。

"永恒的话题"有两层意思：一是定点医疗机构的费用控制非常重要，它一方面关系到合作医疗资金能否安全、平稳地运行，另一方面关系到农民能否或者多大程度上从合作医疗中受益，这又进一步影响农民对这个制度的评价和预期，最终影响参合率和合作医疗的可持续发展。二是定点医疗机构的费用控制非常困难，由于卫生领域非常高的专业技术含量，迄今为止并没有探索出对其有效和普遍适用的管理手段。

从两县新农合实施的情况看，管理方首先通过一些最基本的方式进行供方费用控制，包括控制药品价格、编制报销药品目录、物价局定期核定医疗机构的服务价格、审计局定期审核卫生机构的财务等。但是这些方式都不足以从整体上控制费用的增长。因此，两县都实行了一些专门的费用控制制度，比如采取医疗机构直接给患者垫付后再到合管办结账的报销方式及单病种限价制度（Y县）、单病种付费制度（Z县）、住院例均费用警戒线制度等。从这些手段的效果看，要么是技术性太强，不易操作，要么是定点医疗机构"上有政策，下有对策"。

　　Z县合管办主任：新农合运行到现在，我觉得在审核和监管方面问题还是比较大，因为到现在为止，不仅我们这里，全国可以说都找不到一个很好的模式做好这两方面的工作。因为我们在审核卫生服务机构工作的时候把握的是一个合理性：合理检查、合理诊断、合理用药。但是我们很难把握这个合理的标准，它的专业性是很强的，行外人是根本没法做的，而且审核必须要由相当有资历的人来做，否则（卫生机构）根本就不服的。你说它（卫生机构）过度治疗，它也有它的理由，所以这方面很难（确认）的。我们合管办有一个副主任医师、两个主管护士，还有两个执业医师，（他们）在专业上应当说还可以，但是对一些专业性很强的问题我们也很难把握。……我们还有一个合作医疗技术专家组，是由各个专业的技术带头人组成的，有十多个人，我们会依赖他们对医院的病历进行抽查和评价，但是这样的活动耗费非常大。……医疗费用在启动合作医疗后上（增）涨得很快，不光我们这儿，我问了一下周边县市，上（增）涨得都很快。我们原来推出过"例均警戒线"制度，效果不错，但是医疗机构就有对策了，比如说这个月例均住院费用高了，它就想办法把一部分门诊病人转成住院病人，这样例均住院费用就降下来了。……医疗市场就是一个供方市场，它不是一个需方市场，医生说什么病人只有听。病人在面对疾病的时候，首先考虑的是如何把这个病治好，其次再考虑费用问题，然后才考虑医生的态度什么的，病人面对医生是很弱势的。可以这么说吧，我们出政策，下面就出对策，现在就是这个样子。①

　　Y县卫生局局长：合作医疗实行后，病人住院费用上（增）涨过快，我认为，两件事可能导致合作医疗垮台：一是中央资金不支持了，不给相应的补助资金了，没有中央资金的支持，合作医疗肯定办不下去；二是供方监管不力，医疗费用控制不好，比如老百姓100元能治好的病，合作医疗后，给治成3000元，即使能报销900元，还是比以前的治疗费用高出许多，这样的话，老百姓肯定都不入（参加）合作医疗。……从这几年（新农合）执行的情况看，比如说（对）大量使用自费药品的问题，我们出台了一个文件，县监管委的成员单位、纪委、监察局都及时介入了这个事，找相关人员谈话，该通报的通报，该批评的批评，把这股风刹下去了。但是它（医疗机构）变成不让你从住院费用走，开个单子让你到门诊买。……现在我们又发现住院费用过快增长，过度服务明显。所以我们要实行单病种限价，但是我觉得这不是一个好办法，只是权宜之计。因为病种太多了，你不可能把它一个一个限价，也不可能把这个价限得那么好，那么标准。你把标准设定为1000（元），你可以看到这个病的费用都是970（元）、980（元）。还有一个住院例均限价，我们现在使用的最高限价，它（医疗机构）可以把病人分解，或者把门诊病人转为住院病人，或者把重病号（预计住院费用过高的病人）转院，这样它（医疗机构）的例均费用就降下来了。所以说，监管费用很困难。

---

① 全书的访谈内容都按访谈对象的原话整理，尽量保持访谈对象所说话语的原貌，为让读者明白访谈对象表达的意思，括号中的内容为作者所加。

综合上述言论，我们可以发现至少对管理者来说，对定点医疗机构的监管是新农合工作中最核心的问题。在监管过程中主要存在以下问题。第一，监管技术水平不高。正如上文提到的，医疗行业是个专业性很强的行业，医疗商品具有信息完全不对称的特点，即使对于监管者也是如此。这个问题在乡镇卫生院相对好一些，因为卫生院只能进行一些技术含量较低的治疗，这对于具有医学背景和从医经验的合管办工作人员来说是相对容易控制的。但是针对技术含量更高的县级医院而言，基层管理者现有的技术水平则明显不足。而且合管办琐碎的工作和相对较低的收入并不足以吸引技术水平很高又有从医经验的专家从事此项工作。第二，缺乏有效的监管手段。正如上文所述，两县都出台了多种监管供方的措施，但是不论单病种付费、单病种限价，还是例均费用警戒线制度，作用都有限，而且"上有政策，下有对策"，这种不停的"政策—对策"循环的情况进一步增加了管理的成本，令基层管理人员疲惫不堪。

除了上述监管技术和监管手段方面的不足外，监管意愿也是一个重要的影响因素。一个最典型的例子是，我们在调查中发现，y村所在的乡镇卫生院在门诊报销上存在不规范行为，本该抵销门诊费用并可以滚存到门诊账户的资金，变成了农民每年年底到乡镇卫生院领取的指定药品，其中部分药品甚至即将过期！在卫生部门的纵容下（我们从卫生局工作人员的访谈中了解到他们并非不了解这一情况），门诊账户间接地变成了合作医疗对乡镇卫生院的直接补贴。这印证了很多研究的结论——卫生局与卫生院的天然"父子关系"① 是不容回避的。

2. 需方约束

除了供方约束外，合作医疗还有一些需方约束措施，这些措施

---

① 从体制上看，卫生院是隶属于卫生局的。

相比供方约束更为有效。在 Z 县对需方的约束尤其明显，除了普遍适用的医疗机构定点制度，严格的县外转诊制度，费用报销情况张榜公布，设定起付线、封顶线和补偿比例等手段外，Z 县还强化了乡镇卫生院在甄别病人身份方面的责任，以及在酝酿利用科技手段确认病人身份。

　　Z 县合管办主任：需方控制现在最大的问题是我们不能像城市医保那样给每个参合人员发一个带照片的证。每人提供一张照片难度比较大。本来这个制度是自愿（参加）的，动员就很费劲，我们再让老百姓自己掏钱去照张照片出来给我们，就更加不现实。我们现在准备弄一套指纹认证系统，我打听了一下，设备倒不贵，一套一两千块钱，但是工作量非常大，不是一年两年能够完成的。我们打算找一两个乡镇先试一下。所以现在的冒名顶替现象是比较难办（遏制）的。我们现在采取的是公示的方式，通过公示他（参合人员）的住院补偿情况，接受群众监督。我们另外还搞了一个回访信，所有出院病人都会收到我们的回访信，这一方面可以反映医疗机构有没有违规行为，另一方面可通过村干部知道这个人有没有真的住过院，也是起到群众监督的作用。真有群众来举报，但是还是比较少。我们对外宣传的时候强调"欢迎举报，核实重奖，为举报者保密"。这个奖金是由医疗机构出的，因为我们本来就规定医疗机构有核实参合人员的责任，你没有尽到责任，发生了冒名顶替（的事情），事后被查出来了，是医疗机构的责任，因此奖金应该由医疗机构承担。所以现在医疗机构（在）这一块压力也很大。

　　由上述描述可以看出，基金安全是新农合基层管理者最关注的问题，两县合管办投入精力最多的工作就是费用控制，这在 Z 县尤其明显。尽管如此，在费用控制上，供方监管的效果仍然非常有限。单凭合管办一己之力难以有效控制费用。

第三节 调查地区新农合的实施过程

Y县作为国家第一批新农合试点县，2003 年启动（2004 年开始实施）该项制度；Z 县是第二批试点县，2004 年启动（2005 年开始实施）[①]。新农合在基层的实施从基线调查开始，经历了确定方案、宣传动员以及逐年实施和调整的过程。

一 基线调查

基线调查就是在准备开展合作医疗试点的地区，为全面掌握相关情况（比如社会环境、医疗卫生工作状况、农民卫生服务利用和健康状况等）而开展的调查，旨在为当地新农合的方案设计准备必要的信息。按照中央的政策要求，试点地区在开展新农合工作之前，必须进行基线调查。Z 县的基线调查报告是委托同济医科大学的合作医疗专家做的，分入户调查和医疗机构调查两个方面。入户调查的内容涉及调查对象的家庭、职业、收入、财产等基本情况，慢性病患病等健康情况，门诊服务利用、住院服务利用等卫生服务利用情况，就医行为，医疗支出，以及对新农合的了解和参合意愿等；对医疗机构的调查是通过处方和病历分析收集医疗机构各类卫生服务的提供和使用信息，以及各种费用情况。该基线调查报告内容非常翔实，做得很专业。与 Z 县相比，Y 县的报告要"业余"得多，虽然 Y 县也聘请了省级专家参与调查设计和培训，但是其问卷调查内容只涉及一些简单的

---

① 新农合的启动一般是提前半年开始进行基线调查，年底启动宣传动员和筹资，新一年的 1 月 1 日进入正式的实施阶段。

指标,对这些指标只进行了最基本的数据分析。然而 Y 县的基线调查另有其他一些突出特点,即它除了进行问卷调查外,还对县、乡镇相关部门领导干部,县、乡镇卫生部门人员,以及农民进行了座谈,座谈内容主要是他们对新农合的整体态度,以及对筹资机制、管理机制、监督机制的看法。Y 县的基线调查报告虽然只是对座谈会的调查结果进行了简单总结,但通过座谈了解到的关于各方的态度的信息,尤其是农民的态度信息,显然更为生动和深刻。而且与农民的座谈会不仅可以收集信息,同时还起到了宣传的作用。

基线调查的部分内容如表 3 - 9 所示。

表 3 - 9 Z、Y 两县新农合开始阶段农民的态度

	Z 县	Y 县
对新农合的了解情况	有 22% 的被调查者了解新农合,其主要渠道是电视和广播	无相关问题
对管理组织的态度	无相关问题	卫生局管好;要有一个专门的机构;每个村一个人、卫生院一个人、政府一个人共同管
对筹资的态度	该县不同经济水平的家庭对补偿模式的筹资意愿均集中于住院 + 门诊模式,筹资额在 11 ~ 15 元(未设置住院 + 门诊 + 慢性病选项)	国家投 20 元、个人投 10 元是可以接受的;收费要由固定的机构收
对经费管理的态度	最放心的是由乡财政所来收钱(其他选项是乡镇卫生院、乡干部、村干部、村医)	钱最好放在卫生院;每个村让几个人联合管钱
对监督的态度	无相关问题	选内行人来监督,每季或半年公布账目;要基层派代表参与管理,不能光由医生管
对医疗服务方式的态度	无相关问题	应就近看病,但医生的技术要高;村级医疗点要提高服务水平
调查方法	问卷	问卷和座谈会

资料来源:《Z 县新型农村合作医疗基线调查报告》,2004;《Y 县新型农村合作医疗基线调查报告》,2003。

两县的基线调查虽然并未设计直接询问关于合作医疗制度满意度的问题，但是上述调查结果也可以在一定程度上反映制度实施初期农民对合作医疗的态度和评价。如表3-9所示，在筹资方面，农民对目前的人均筹资额是接受的，但农民对管理方面有所担忧①。无论是对经费管理、组织管理还是监督，农民都希望能由自己选出的代表来管，表现出了对政府和医疗机构的"不放心"。这与相关的文献论述是相符的——旧农合的失败，尤其是在管理方面的缺陷造成了农民的不信任。对管理机构的访谈也证实了这一点，第一年动员的时候确实非常困难，超过半数的农民不相信合作医疗制度，这在Z县更为明显。

二 宣传动员和实施

合作医疗实施方案在基线调查的基础上设计出来之后，就进入了宣传动员阶段。两县都坦言，刚开始的时候农民对新农合是非常不信任的，因此第一年的动员工作都极其难做，这在Z县更为明显。针对农民对新农合的不了解和不信任，Z、Y两县都使用了强有力的行政手段。

> Z县合管办主任：现在的合作医疗要工作人员一遍一遍上门动员，尤其是（实施的）第一年，难度很大，很多村干部要上门四五次（去动员农户）。我们第一年参合率也不高，只有55%。为什么呢？一个是老百姓不相信这个制度，再一个现在的老百姓很现实，身强力壮的他认为自己没有病，就不会参加。……这个不靠行政力量推动，单纯强调自愿是不

---

① 这在Y县更为明显，Y县采取的是访谈的调查方式，能够更深入地了解情况；而Z县采取的是问卷的调查方式，对实际态度的了解因此受到较大制约。

可能实现的。市长会给乡镇干部下指标，（并）纳入年度考核计划。

　　Y县卫生局局长：当时动员的时候，市委、市政府都非常重视，可以说行政推动力是最强的动力。我们的县委书记、县长、人大主任、政协主任都亲自到老百姓家里去搞调研，听取老百姓的想法。我们卫生局的相关干部也到老百姓家里去，像我们当时的这五个人（合管办工作人员），要求每个人谈五十户，我们或者亲自到老百姓家里去，或者把他们叫到村部里谈，了解老百姓的想法。在动员（农民）参合的时候，我们当时要求乡镇和村里的干部必须到老百姓家里去，每家必须宣传动员三次，如果三次后老百姓再不参加，那不是干部的问题；如果没有去够三次，老百姓是因为不了解、不信任这项工作而没有参加，那就是你干部的问题。……当时我们心里都没底，底下的干部也是，所以也出现了一些不规范行为，比如有的户他只给老人交钱，壮年劳力不参加（合作医疗），按理说这是不符合规定的，但是为了提高参合率，有的村干部也纵容这种行为。有的村干部自己也不清楚这个制度，为了吸引农民参加，就瞎说什么都可以报（销），使农民对这个制度有了过高的预期。现在（新农合）实行了这几年，这种现象都不存在了，可以说制度运行越来越规范了。……我们每年参合率都有指标，不靠行政推动力根本不行。

　　在新农合实施的过程中，行政推动力同样很重要，两县每年10月份左右（下一年新农合动员工作开始之前）都会召开一次大规模的动员大会，县委书记和县长都会参加，以县委、县政府的名义部署新一年的新农合工作，并给各个乡镇下达指标和任务，这在Y县尤其显著。

　　Y县卫生局分管副局长：我们每年10月份都会召开合作医疗大会，县委书记主持，县长讲话，每个乡镇的一把手、财管所所长、乡镇卫生院院长都会参加，他们回去再进一步给村里贯彻会议精神。……行政动员是非常有力的，我们每年正月都召开县、乡、村三级干部会议，这是一个全县的综合性会议，可以说是最隆重的年度例会，在这个会上要表彰各个领域的先进单位和先进个人，有计划生育的，有经济发展的，我们合作医疗每年要奖励前三名，（前三名的）单位和主要负责人都给发奖金和奖牌。我们卫生局每年的合作医疗大会也给先进单位和个人表彰，这里面既有行政单位的，也有医疗单位的。合作医疗工作是各个乡镇年度工作考核的重要组成部分，这个是很厉害的。

在这种强有力的行政推动下，两县的新农合参合率均在稳步上升，如图3-3所示。

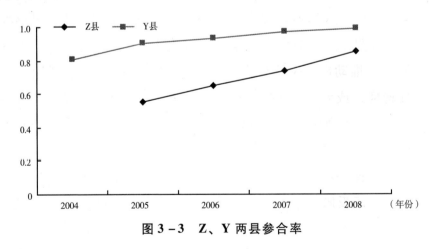

图3-3　Z、Y两县参合率

新农合实施情况具体到z、y两村，在开始动员的时候都是村干部到镇上开会，由镇长部署动员工作、下达指标，根据指标几个主要村干部实行分片承包。两个村刚开始的时候动员都比较困难，z 村第一年的参合率是 69%，y 村第一年的参合率是 86%。制度运行几年后村民态度有了明显改善，两村都不需要村干部进行挨家挨户动员，到时间只要通知收费就可以了。略有不同的是，z 村还是实行上门收费的方式，y 村则实行 Y 县特有的"三定筹资"（下文详述），大部分农民会主动到村公所交钱。2008 年两村的参合率均超过 98%。

如上文所言，行政推动力是新农合实施初期最核心的推动力量。从新闻媒体中我们不时可以见到关于新农合的报道。这一方面说明了目前农村问题受到高度重视的事实，新农合作为中央政府首次承担农民的健康保障责任的制度，具有里程碑式的意义；另一方面也体现了中央政府要推动这项制度的决心，正如本书第一章提出的，新农合具备了高度的"政治优先性"。进一步地，新农合的"政治优先性"在一层层的落实过程中化为各级政府强大的行政推动力。在制度实施初期，尤其当面临"不信任"和"不确定"的制度环境的时候，行政推动力是必需的。然而我们需要注意的相关问题是："政治优先性"是不持久的，我们不能指望一直通过"政治优先性"推动制度的持续发展，而且外在的行政推动力容易造成目标转换，或者说带来不规范行为，反而起到负面作用（比如片面追求参合率而采取的不规范动员行为）。庆幸的是，我们在两个县看到的都是相对乐观的情况，这个制度正在被农民所接受，动员工作一年比一年容易。但是我们还需要进一步证实，如此高的参合率是否真正反映了农民信任制度的态度？或者，真正吸引农民参加合作医疗的是什么？

三　实施方案的调整

参合率的提高不仅仅反映行政推动力的作用，还反映制度的日益完善和农民对其的逐步接受。事实上，几年来两县的新农合工作都是在尝试中发展，这几年，每年的实施方案都有一定程度的调整，如表3-10所示。

表3-10　Z、Y两县新农合实施方案的变化情况 *

	Z 县	Y 县
2005 年的方案变化	—	乡镇卫生院起付线由 300 元改为 200 元；由住院补偿模式改为住院 + 慢性病 + 门诊补偿模式
2006 年的方案变化	乡镇卫生院的补偿比由 50% 改为 55%；取消分段计费；起付线由 50 元提高到 100 元	报销方式由原来的事后报销改为一月一次预付补偿结算制
2007 年的方案变化	乡镇卫生院的补偿比由 55% 改为 60%	乡镇卫生院起付线由 200 元改为 100 元；在原来十种慢性病补偿的基础上再增加两种

　　* 事实上，在笔者进行调查的时候（2007年11月），两县都已经出台了2008年的新农合实施方案，但是由于2007年底中央宣布将政府筹资的部分提高到人均80元，所以两县必须根据新的资金安排重新设计方案，至本文完稿时，方案仍没有确定。

　　结合上文提到的"补偿方案的设计"可以发现，Z县补偿方案的历年变化一方面显示了其管理水平较高，方案更为规范和细致，另一方面则可以明显地看出其对资金安全的高度关注，其两次方案调整都跟补偿水平有关，依据是以往的资金运行情况。与之相对的是，Y县的管理水平要明显低于Z县，实施方案每年都经历比较大的调整，但是我们同时可以发现，其调整并不只是出于资金安全的考虑，而更多向有利于农民的方向改进。我们的访谈证实了这一点——Z县合管办的工作人员不停地提到资金安全，以及对提高资金管理水平的种种考虑，但是对农民的态度却知之甚少，从制度推动到运行的这几年中，并没有关于农民态度的调查；而Y县合管办的工作人员在资金方面考虑得明显没有 Z 县深刻，但 Y 县在制度实施后也没有再进行关于农民态度的调查，从我们访谈的情况看，农民对这项制度的评价，与村干部、镇长及卫生局局长掌握的情况非常一致，可见基层政府官员对农民态度有了解和关注。

除此之外，两县还有一些创新之处。Z 县在几年的实践中将很多科技手段运用到了管理中。Z 县的信息管理水平居于全国前列，他们对所有参合农民信息、合作医疗住院补偿信息实行计算机联网管理，并通过互联网络运行，对全县所有定点医疗机构的服务行为实现了实时、动态监督。更有创意的是，县合管办借助腾讯 QQ 建立了名为"Z 县新型农村合作医疗之家"的聊天群，通过互联网实现管理人员之间的信息沟通和及时交流。而 Y 县的特色是将过去收农业税时实行的"三定筹资"用于新农合个人筹资，即通知农民在指定的时间，到指定的地点（一般是村公所）缴费，每人的缴费数额也是固定的。从我们调查的情况看，有 80% 以上的农户主动缴费，这改变了新农合最初实施时挨家挨户多次动员、收费的情况，也说明了农民对制度的支持。

第四节　本章小结

综上所述，在我们所调查的两个县，新农合实施几年来，制度的各方面都在前进和完善。首先，新农合经历了从最初的农民不信任、单靠行政力量推动，到现在农民逐步接受这项制度的过程，两县都达到了非常高的参合率，动员也远不像原来那么吃力；其次，两县的制度设计也在不断完善，朝着资金效率提高、对农民更为有利的方向发展；最后，在医疗机构监管方面，我们可以感觉到管理者对这一方面的理解越来越深刻，同时技术水平和监管能力也在不断提高，并且创造出一些新的监管方式。

除了上述两县的共性之外，同处于中国中部地区，同是农业县的Z、Y两县，也有各自的特点，这些个性特点很难用好坏来评价，而其原因或结果更值得探讨。

（1）两个县的经济发展水平与管理水平有直接关系。Z县经济发展比较好，其信息化管理手段居于全国前列，在卫生机构监管和资金风险控制上优势明显；而Y县是地处大别山腹地的国家级贫困县，经济发展水平制约了其管理手段和管理水平。如上文所述，两县管理水平的差距在补偿方案设计、信息化管理、定点医疗机构监管等方面已经表现得非常明显。

（2）两县在推进新农合试点工作的过程中，工作重点并不相同，Z县更注重资金安全，Y县更注重参合率。这一点体现最深刻的是：Z县在其实施方案的总则中，有一个原则是"村可漏户、户不漏人"，显然这是从资金安全角度出发的考虑，换句话说，Z县认为资金安全比参合率更为重要；而Y县的实施方案并没有这条，而是每年都在总则中提出新农合当年度的参合率目标。实践所反映出的是，Z县从资金安全的角度出发，对医疗机构的监管非常严格（尽管上有政策，下有对策）；Y县卫生局缺乏监管卫生机构的动力，因此在定点医疗机构管理方面存在较大问题，其更多利用行政推动力提高参合率。我们可以看到Z县的参合率是一个明显的逐步上升的过程，而Y县的参合率一开始就比较高，2008年更是达到了99%。

（3）虽然两县的农民都没有参与新农合的管理和监督，但是在反映农民利益方面，两县还是存在差别。从这几年方案调整和我们的访谈情况看，Z县似乎过于关注资金运行情况，而对农民的态度知之甚少。相反，Y县做得比较好的地方在于其制度运行更加体现农民利益——在新农合最初动员实施的时候，Y县的基线调查绝大多数是针对农民态度设计的；Y县的新农合实施方案正逐步朝有利于农民的方向发展；而且从卫生局工作人员和乡镇干部那里了解到的农民对新农合的评价，与农民的实际评价非常一致。可见相比Z县的新农合管理人员，Y县更关注农民的态度。

上述种种是两县/村新农合的实施情况，都直接或间接地与农民在新农合中的利益有关，自然也是影响农民对新农合是否信任的背景因素。本研究将在上述实施背景下讨论两村的农民是否信任这项制度，以及是什么影响他们的制度信任。

第四章

调查地区新农合制度信任的整体情况

第一节　新农合制度信任的态度与行为

如上文所述，本研究将新农合的"制度信任"定义为"农民对新农合的积极评价，以及在这种判断指导下做出的自愿参加的行为"。因此在问卷中有4个问题对新农合制度信任进行测量：（1）认为这项制度好不好；（2）认为这项制度能不能执行好；（3）哪一年参加合作医疗（包含是否参加）；（4）未来会不会参加。其中前两个问题测量的是信任态度，后两个问题测量的是信任行为。

表 4 - 1　制度好不好

	z 村		y 村	
	人数（人）	比例（%）	人数（人）	比例（%）
一点也不好	0	0	0	0
不太好	7	5.8	1	0.8
一般	82	68.3	17	14.2
比较好	29	24.2	62	51.7
非常好	2	1.7	39	32.5
不知道	0	0	1	0.8
合　　计	120	100	120	100

从表 4-1 可以看出，z 村的被调查者对制度的评价集中在中性偏上，有 82 人选择"一般"，29 人选择"比较好"，两者之和占了全部的 92.5%；而 y 村的被调查者对制度评价更好，有 62 人选择"比较好"，39 人选择"非常好"，两者之和占了全部的 84.2%。

两村都没有被调查者选择"一点也不好"，z 村只有 7 人、y 村只有 1 人给予了相对负面的评价，同时只 y 村有 1 人回答"不知道"。

从对制度的预期上看，与制度评价类似，大部分被调查者持相对积极的评价，两村被调查者的选择都集中在"一般相信"，z 村占了 51.7%，y 村占了 60.0%；z 村有 27.5%、y 村有 30.8% 的被调查者"非常相信"这项制度能执行好；y 村只有 1 名被调查者"一点都不信"这项制度能执行好；z 村有 17 人、y 村有 6 人"不太相信"制度能执行好；z 村有 8 人、y 村有 4 人选择"不知道"。尽管两村大部分被调查者对制度执行预期较好，但是与他们对制度的评价相比，其负面预期和预期不稳定的更多，正面预期相对少一些（见表 4-2）。

表 4-2 是否相信制度能执行好

	z 村		y 村	
	人数（人）	比例（%）	人数（人）	比例（%）
一点都不信	0	0	1	0.8
不太相信	17	14.2	6	5.0
一般相信	62	51.7	72	60.0
非常相信	33	27.5	37	30.8
不知道	8	6.7	4	3.3
合　计	120	100	120	100

表4-3反映出Z县是2005年启动的第二批试点县，比Y县要晚一年。对比上文提到的两村参合率会发现，表中显示的第一年的参合率均比两村的实际参合率略高，这是因为第一年未参加新农合的农民很多是外出务工人员，尤其是举家外出的，在我们进行调查的时候，这些人中的大部分仍然在外务工，无法对他们进行调查。

表4-3 调查对象参合时间

	z 村		y 村	
	人数（人）	比例（%）	人数（人）	比例（%）
2004 年	—	—	109	90.8
2005 年	95	79.2	8	6.7
2006 年	21	17.5	1	0.8
2007 年	3	2.5	1	0.8
2008 年	1	0.8	0	0
未参加	0	0	1	0.8
合　计	120	100	120	100

除此之外，表4-3最主要反映出的是，z村的参合率呈现持续上升过程，而y村一开始参合率就比较高。如果我们把参加新农合看作"自愿"行为，那么上述数据反映的是：z村的村民对制度的信任在逐步增加，而y村的村民一开始就对这个制度非常信任。另外还应注意的是，两村的参合率都不是100%，被调查者中，z村有1户到2008年才参加合作医疗，而y村有1户直到2008年还没有参加。

关于未来的参合意愿的回答是四个关于新农合的制度信任问题中最正向的，z村有88.4%、y村有92.5%的被调查者给予了肯定的回答，两个村各有1人表示"不会"参加新农合，各有1人表示"不好说"（见表4-4）。

表4-4　未来会不会自愿参加新农合

	z村		y村	
	人数（人）	比例（%）	人数（人）	比例（%）
不　会	1	0.8	1	0.8
可能会	12	10.0	7	5.8
一定会	106	88.3	111	92.5
不好说	1	0.8	1	0.8
合　计	120	100	120	100

从上述数据可以看出，相比新农合推动初期，农民的态度确实发生了很大转变，至少从被调查者反映的情况看，农民对制度的信任状况比较好。

首先，从参合率和参合意愿上看，两村的被调查者都呈现非常正向的态度，因此我们可以认为，被调查地区农民的参合行为是自愿的，或者进一步说，大部分农民是信任新农合的；其次，两村大部分被调查者对"制度好不好"和"制度能否执行好"的评价也都比较积极，也就是说被调查者对制度的信任行为是建立在明确的信任判断和信任态度基础上的，这符合本文的逻辑假设；最后，从两村的比较看，y村被调查者较z村被调查者对新农合的评价更为积极，同时参合率和参合意愿也更高，这也是非常符合逻辑的。因此我们可以得出初步的判断——被调查地区新农合的制度信任水平较高。

但是除了上述整体情况外，仍有一些不符合逻辑的地方。正如本文在前几章分析的，信任是对信任对象的积极评价，及在这种判断下采取的相应行为，也就是说先有态度后有行为。但是上述调查的结果显示，按评价的正向程度由高到低排序依次是：未来会不会自愿参加新农合、制度好不好、制度能否执行好。被调查者对制度持积极评价和预期的比例要明显小于已经参加和表示未来会自愿参加新农合的比例，换句话说，有些被调查者即使对新农合的评价并不积极，对新农合未来的预期并不乐观，却仍有信任制度的参合行为。

第二节　对制度规范的了解与评价

制度规范在此指具体到某一县的新农合实施方案，包括了筹资、补偿方案、报销程序等内容，根据本文的研究假设，农民会综合分析这些因素，尤其是考虑可能的成本和收益，从而做出理性判断。对制度规范的分析事实上影响"制度好不好"的判断，正如前文所述，两个村的被调查者对制度的评价还是比较一致的。z村的被调查者对制度的评价较中性，倾向于"一般"和"比较好"，两者总共占总体的92.5%；y村的被调查者对制度的评价较积极，倾向于"比较好"和"非常好"，两者共占84.2%。

对制度规范的评价建立在对制度信息了解的基础上。因此对制度规范的客观评价取决于所掌握的信息量，也就是"对制度的了解程度"，以往的研究表明，对制度越了解就越有可能做出客观判断，但是这种信任判断可能是正向的，也可能是负向的，其依赖于在所掌握的信息基础上进行的成本—收益分析。具体到新农合，与农民利益最相关的制度信息是报销规定（补偿方案）和报销程序，这两者决定了农民可以在多大程度上受益。因此本研究的调查问卷设计了三个问题以了解影响农民制度评价的制度规范因素："对制度规范的了解程度""对报销规定的评价"和"对报销程序的评价"。具体调查结果如下。

一　对制度规范的了解程度及其对制度信任的影响

一般来说，人们对自己不熟悉的事物更有可能持怀疑态度，同时也不一定对越熟悉的事物越信任，但是熟悉与否却往往与信任有关系，因此本文首先探讨对新农合规范的熟悉程度与制度信任之间的关系。

先看 z 村的情况。

表 4 - 5　对制度规范的了解与制度评价之间的关系（z 村）

单位：人

是否了解制度规定　　制度好不好	不太好	一般	比较好	非常好	合计
一点也不了解	0（0）	0（0）	0（0）	1（0.8%）	1（0.8%）
不太了解	5（4.2%）	30（25.0%）	9（7.5%）	0（0）	44（36.7%）
一般了解	2（1.7%）	49（40.8%）	15（12.5%）	1（0.8%）	67（55.8%）
非常了解	0（0）	3（2.5%）	5（4.2%）	0（0）	8（6.7%）
合　　计	7（5.9%）	82（68.3%）	29（24.2%）	2（1.6%）	120（100%）

表 4 - 5 反映的是 z 村的被调查者对制度规范的了解程度，从上述数据可以看出，被调查者自我判断对制度规范"一般了解"的有 67 人，"不太了解"的有 44 人，两者之和占了被调查者的92.5%，可见绝大部分被调查者认为对制度规范了解有限。同时在"不太了解"和"一般了解"中，后者偏多一些，这表明大部分人持相对正面的评价。总体上来看，被调查者的态度集中在对制度规范的"一般了解"，并在此基础上做出"一般"的评价，占了总体的 68.3%。从相关性上看，"对制度规范的了解程度"对制度评价并没有显著影响。

再看 y 村的情况。

表 4 - 6　对制度规范的了解与制度评价之间的关系（y 村）

单位：人

是否了解制度规定 ＼ 制度好不好	不太好	一般	比较好	非常好	不知道	合计
一点也不了解	0(0)	1(0.8%)	1(0.8%)	0(0)	0(0)	2(1.7%)
不太了解	1(0.8%)	8(6.7%)	28(23.3%)	18(15%)	1(0.8%)	56(46.7%)
一般了解	0(0)	8(6.7%)	29(24.2%)	18(15%)	0(0)	55(45.8%)
非常了解	0(0)	0(0)	4(3.3%)	3(2.5%)	0(0)	7(5.8%)
合　　计	1(0.8%)	17(14.2%)	62(51.6%)	39(32.5%)	1(0.8%)	120(100%)

　　如表 4 - 6 所示，y 村的情况与 z 村既有相似性，也有更值得关注的地方。相似性在于，被调查者对制度规范了解的自我判断是，有 56 人表示"不太了解"，55 人表示"一般了解"，两者合计为 111 人（92.5%）。这个数字与 z 村是一样的，这表明 y 村大多数被调查者也自认为对制度了解有限。与 z 村略有不同的是，y 村选择"不太了解"的人（56 人）较 z 村（44 人）多，而且 z 村选择"一般了解"的人（67 人）比 y 村（55 人）也多，这反映 y 村村民自认为对制度的了解更为有限。

　　尽管如此，y 村的被调查者对制度的评价较 z 村更为积极，选择对制度"不太了解"和"一般了解"的被调查者中，30%的人认为这项制度非常好，47.5%的人认为这项制度比较好，也就是说，有 77.5% 的被调查者是在对制度了解有限的情况下做出积极判断的。跟 z 村对比，y 村被调查者在对制度规范了解更为有限的情况下，反而做出了比 z 村更为积极的制度评价；而与 z 村相似的是，数据并没有显示随着对制度的了解程度加深，村民对制度评价有明显的提高或降低，两者的相关性并不明显。

二　对制度规范的评价及其对制度信任的影响

还是先看 z 村的情况。

表 4 - 7　对报销规定（补偿方案）的评价及其与
制度评价的关系（z 村）

单位：人

报销规定是否合理 \ 制度好不好	不太好	一般	比较好	非常好	合计
一点也不合理	0(0)	1(0.8%)	0(0)	0(0)	1(0.8%)
不太合理	4(3.3%)	8(6.7%)	2(1.7%)	0(0)	14(11.7%)
一般合理	0(0)	50(41.7%)	19(15.8%)	1(0.8%)	70(58.3%)
非常合理	0(0)	3(2.5%)	3(2.5%)	0(0)	6(5.0%)
不知道	3(2.5%)	20(16.7%)	5(4.2%)	1(0.8%)	29(24.2%)
合　计	7(5.8%)	82(68.4%)	29(24.2%)	2(1.6%)	120(100%)

表 4 - 8　对报销程序的评价及其与制度评价的关系（z 村）

单位：人

报销是否方便 \ 制度好不好	不太好	一般	比较好	非常好	合计
一点也不方便	0(0%)	0(0%)	0(0%)	0(0%)	0(0%)
不太方便	1(0.8%)	6(5.0%)	4(3.3%)	0(0)	11(9.2%)
一般方便	0(0)	38(31.7%)	10(8.3%)	0(0)	48(40.0%)
非常方便	0(0)	10(8.3%)	11(9.2%)	0(0)	21(17.5%)
不知道	6(5%)	28(23.3%)	4(3.3%)	2(1.7%)	40(33.3%)
合　计	7(5.8%)	82(68.3%)	29(24.1%)	2(1.7%)	120(100%)

由表 4 - 7 可以看出，z 村被调查者对报销规定的评价总体上是积极的，但并不十分满意，有 76 名（63.3%）（包括选择"一般合理"与"非常合理"的）被调查者给出了正面评价，认为补

偿方案设计合理；另有 15 人（12.5%）（包括选择"不太合理"与"一点也不合理"的）认为不合理；而有 29 人（24.2%）（选择"不知道"）对补偿方案并不了解。表 4 - 8 反映了类似的情况，只是选择"不知道"的更多，占了被调查者的 33.3%。再从对制度规范的评价和制度评价的关系上看，很明显是对制度规范的评价越高，对制度的评价也就越高，而且补偿方案对制度评价的影响很大。

再看 y 村情况。

表 4 - 9　对报销规定（补偿方案）的评价及其与
制度评价的关系（y 村）

单位：人

报销规定是否合理 ＼ 制度好不好	不太好	一般	比较好	非常好	不知道	合计
不太合理	0(0)	5(4.2%)	11(9.2%)	7(5.8%)	0	23(19.2%)
还算合理	0(0)	7(5.8%)	33(27.5%)	19(15.8%)	0	59(49.1%)
非常合理	0(0)	0(0)	2(1.7%)	2(1.7%)	0	4(3.4%)
不知道	1(0.8%)	5(4.2%)	16(13.3%)	11(9.2%)	1(0.8%)	34(28.3%)
合计	1(0.8)	17(14.2%)	62(51.7%)	39(32.5%)	1(0.8%)	120(100%)

表 4 - 10　对报销程序的评价及其与制度评价的关系（y 村）

单位：人

报销是否方便 ＼ 制度好不好	不太好	一般	比较好	非常好	不知道	合计
一点也不方便	0(0)	1(0.8%)	0(0)	0(0)	0(0)	1(0.8)
不太方便	0(0)	4(3.3%)	12(10.0%)	8(6.7%)	1(0.8%)	25(20.8%)
一般方便	0(0)	6(5.0%)	39(32.5%)	16(13.3%)	0(0)	61(50.8%)
非常方便	0(0)	1(0.8%)	6(5.0%)	11(9.2%)	0(0)	18(15.0%)
不知道	1(0.8%)	5(4.2%)	5(4.2%)	4(3.3%)	0(0)	15(12.5%)
合计	1(0.8%)	17(14.2%)	62(51.7%)	39(32.5%)	1(0.8%)	120(100%)

如表4-9、4-10所示，在 y 村的被调查者中，只有52.5%的人认为报销规定"还算合理"和"非常合理"，而有28.3%的人并不清楚报销规定是否合理；而在报销程序方面，大多数被调查者给出了相对确定的回答——有65.8%的人认为"一般方便"和"非常方便"，21.6%的人认为不方便（选择"一点也不方便"和"不太方便"），而只有12.5%的人"不知道"是否方便。这一结果跟上述 z 村的调查结果恰好相反。如果结合两地新农合的具体规定来看，可能的解释是，Z 县的新农合只报销住院费，报销规定相对简单，但是受益面会比较小，因此尽管大多数人清楚报销规定，却只有少数人真正享受到住院报销，所以被调查者并不了解报销程序是否方便；而 Y 县除了住院报销外还有慢性病的门诊报销，这就使得报销规定更为复杂，但是受益面会扩大很多，因此虽然村民对复杂的报销规定不完全了解，却有很多人有从新农合中报销的经历，因此被调查者知道报销是否方便。此外，因为 Y 县在2006年才开始实行定点医疗机构垫付制度，也就是说出院时即可在定点医疗机构将报销手续办完，而之前采取的是事后报销制度，报销程序相对比较烦琐，而且 Y 县实行部分慢性病的非住院补偿制度，出于费用监管的需要，这部分费用的报销手续也相对烦琐。

在制度规定与制度评价的关系方面，与 z 村不同的是，在 y 村的调查显示，有很多被调查者即使认为报销规定并不尽如人意（选择"不太合理"和"还算合理"），却仍会做出制度"比较好"和"非常好"的判断，这两者占了58.3%；类似地，有一些被调查者认为报销手续"不太方便"，也做出了制度"非常好"的评价。

综上所述，两村的被调查者对制度的了解程度都是有限的，虽然 z 村的被调查者对制度的了解程度高于 y 村，但是 z 村的被调查者在对制度的有限了解的基础上做出的是相对保守的判断，或者说对制度规范的评价是中等偏上。在对制度规定的具体评价上，报销规定（补偿方案）对于制度评价的影响更大。z村的被调查者对报销方案和制度评价大多持中等偏上的态度，单从这些数据情况看，z村被调查者对新农合规范的态度是相对理性的。

y村的被调查者在对制度的了解更为有限的情况下却做出了更积极的判断，而且有很多被调查者即使在对报销规定和报销程序的评价相对负面的情况下，仍对制度整体评价较高（选择"比较好"和"非常好"），因此y村的制度信任逻辑显然是不同于z村的理性逻辑的。

第三节　对制度执行者的信任情况

如第三章所述，我们讨论信任经验是如何影响制度信任问题的时候，事实上讨论的是信任者是否信任执行新农合的相关机构，我们的调查结果回答了信任者"是否相信制度能被执行好"的问题。如前文，大部分被调查者相信制度能够被执行好，但是超过半数的人信心并不足，只是一般相信而已。另外z村有1/5、y村有近1/10的被调查者不相信或不知道制度能否执行好。

对"是否相信制度能被执行好"的判断在一定程度上是对相关机构的判断，而这种判断是建立在以往经验基础上的。正如前文所述，信任不是凭空产生的，由于信息不完全，信任主体也不可能充分理性地对制度的可行性进行分析，在这种情况下，信任主体会依赖以往的信任经验做出判断。因为对新农合的制度信任涉及各级政府和定点医疗机构两类组织，同时涉及这些机构中的人，也就是相关角色，所以农民的相关信任经验涉及四类信任对象。

在实践中，很多人将对机构的信任等同于对机构中的人的信任，因为机构的职能是由人实施的。真实情况是否如此呢？本研究在设计调查问卷的时候特别将两者分开设计，以验证机构信任是否等同于角色信任，并探索如果两者之间存在差异的话，说明的是什么问题。

一 对相关角色的信任情况

在问卷中，笔者将信任态度分为"完全不信任""不信任""不确定""可信任""完全信任"五个层次进行测量，同时将相关角色分为村干部、乡镇干部、县级干部、县级以上干部四类政府人员，以及乡镇卫生院医生和县级医院医生两类医生。之所以涉及这六类角色，是因为他们都参与了新农合的制定和实施。县级以上干部负责确定政策框架，县级干部负责制定实施方案和组织实施，乡镇干部负责宣传、动员和收取农民缴纳的费用，村干部则直接面对农民进行政策宣传和实施；乡镇卫生院和县级医院基本上都是定点医疗机构，医生的行为也会影响新农合的实施。以下分别是两个村对上述相关角色的信任情况。

表 4-11　对相关角色的信任情况（z 村，N = 120）

	村干部	乡镇干部	县级干部	县以上干部	乡镇卫生院医生	县级医院医生
完全信任	7	0	1	3	4	6
可信任	84	42	28	54	78	63
不信任	18	25	13	5	20	16
完全不信任	1	2	2	1	0	0
不确定	10	51	76	57	18	35
合　计	120	120	120	120	120	120

如表 4-11 所示，z 村被调查者对村干部的信任度最高，信任态度也最明确，有 91 人（75.8%）对村干部持信任态度（选择"完全信任"和"可信任"），只有 10 人（8.3%）态度"不确定"。对于其他相关角色，z 村被调查者选择绝对负面评价的较少，同时选择正

面信任评价的也不多——只有近42（35.0%）人的被调查者信任乡镇干部（选择"可信任"和"完全信任"），只有不到29（24%）人的被调查者信任县级干部（选择"可信任"和"完全信任"），只有一小半的被调查者选择信任县级以上干部。在负面评价方面，对乡镇干部的信任度最低，选择"不信任"和"完全不信任"的有27人（22.5%），有76人（63.3%）表示不确定是否信任县级干部。而对医生的信任度和明确态度则要高于除了村干部以外的各级政府人员，其中对乡镇卫生院的医生的信任度更高，态度也更明确。

表4-12　对相关角色的信任情况（y村，N=120）

	村干部	乡镇干部	县级干部	县以上干部	乡镇卫生院医生	县级医院医生
完全信任	15	9	6	10	6	8
可信任	71	39	27	46	71	61
不信任	16	19	8	0	18	6
完全不信任	4	1	2	1	4	1
不确定	14	52	77	63	21	44
合　计	120	120	120	120	120	120

　　表4-12是y村的相关角色信任情况。由此可知，y村的被调查者对村干部的信任程度和信任态度的明确程度与z村是比较一致的，都是对各级干部持不信任评价的不多，但是对村干部以外的各级干部的正向信任评价同样也比较低；对村干部的信任度最高，信任的有86人（71.7%）（选择"完全信任"和"可信任"）；对乡镇干部的负面评价也是最高，有20人（16.7%）（选择"不信任"和"完全不信任"）；对县级干部的信任态度最不明确，有77人（64.2%）选择"不确定"；同样，对各级医生的信任度和态度明确程度也要高于除村干部外的各级干部，其中对乡镇卫生院医生的信任度也是最高的，有77人（64.2%）（选择"不信任"和"完

全不信任")。两村的区别在于，整体上看，除了村干部和乡镇卫生院医生外，y村的被调查者比z村的被调查者给出的不信任评价更少，信任评价更多，对相关角色的信任态度更为积极。z村被调查者的态度更为集中，主要集中于相对中性的评价；而y村被调查者的态度更为分散，更多被调查者选择了"完全信任""完全不信任"以及"不确定"这些色彩强烈的评价（绝大部分角色信任中，y村的这三项评价的选择者都多于z村）。

二　对相关机构的信任情况

与相关角色的分类相对应，本文把相关机构分为村委会、乡镇政府、县政府、县以上政府四类政府机构，将医疗机构分为乡镇卫生院和县级医院两类；同样，信任程度也分为"完全不信任""不信任""不确定""可信任""完全信任"五个层次。在把相关机构作为信任对象的时候，我们是想了解对这些机构的信任与对制度的信任之间的关系，所以在调查问卷中设计的相应问题是"您是否相信下述机构能够把政策执行好"。以下分别是两个村对上述相关机构的信任情况。

表4-13　对相关机构的信任情况（z村，N=120）

	村委会	乡镇政府	县政府	县以上政府	乡镇卫生院	县级医院
完全信任	2	0	0	0	2	2
可信任	70	52	49	71	79	62
不信任	30	32	13	3	19	14
完全不信任	3	5	4	3	3	3
不确定	15	31	54	43	17	39
合　　计	120	120	120	120	120	120

对比z村的被调查者对相关角色和相关机构的信任情况可知，z村被调查者最信任村委会，对村委会的信任态度也最明确，最不信任

乡镇政府，对县级政府的信任态度最不明确，对医疗机构的信任度要高于对除村委会外的各级政府机构的信任度，其中对乡镇卫生院的信任度相对更高——这些跟上述对相关角色的信任状况是一致的。

再对比 z 村被调查者对相关机构和相关角色之间信任程度的差异。首先，比较对村委会的信任态度，z 村被调查者对村干部更信任，信任态度也更明确；其次，无论是县级医院还是乡镇卫生院，被调查者对医疗机构和医生的评价都没有显著差异；再次，比较对角色的信任态度，被调查者对县级和县级以上政府机构的信任态度更为明确，信任程度也更高；最后，比较对角色的信任态度，被调查者对乡镇政府的信任态度更为明确，但是对其信任度提高的同时不信任程度也在提高。此外，尽管对政府机构的信任程度高于对角色的信任，但是对乡镇政府和县级政府持信任态度的被调查者仍没有超过一半。

表 4 - 14　对相关机构的信任情况（y 村，N = 120）

	村委会	乡镇政府	县政府	县以上政府	乡镇卫生院	县级医院
完全信任	12	6	4	8	6	4
可信任	57	55	43	60	76	65
不信任	24	22	11	1	13	9
完全不信任	2	1	1	1	2	0
不确定	25	36	61	50	23	42
合　计	120	120	120	120	120	120

再看 y 村的情况。对比 y 村的被调查者对于相关角色和相关机构的信任态度可知，其趋势与 z 村是基本一致的——无论是不同机构之间的比较，还是机构及其角色之间的比较，都跟 z 村的情况类似。

然而与 z 村不同的是，y 村对相关机构明确的信任态度主要是持正向评价的人数增加，而持负向的明确态度的人数变化不大。但是由于变化的绝对数量比 z 村小，所以如果再比较 z、y 两村的被调查者对相关机构的信任情况就会发现，y 村并没有呈现明显的比 z 村更为积极的信任评价——两村对机构持正向信任评价的绝对水平相差不大，z 村比 y 村有更多的被调查者对机构持负向的信任评价，而 y 村比 z 村有更多的被调查者信任态度不明确。

综合上述分析可知，无论是对相关角色还是相关机构，被调查者的信任度都非常有限，尤其是对除了村委会和村干部之外的各级政府及其人员。回顾前文关于制度信任的调查分析，其中"是否相信制度能被执行好？"的评价是最低的，而正是因为被调查者对相关机构和角色欠缺信任，他们才不相信"制度能被执行好"。从信任判断的绝对情况看，对"制度能否执行好"的判断相对是比较积极的，大部分被调查者相信制度能被执行好，甚至约30%的被调查者持"非常相信"的态度；但是对相关机构和角色的评价却非常消极，大部分被调查者持"不信任"或"不确定"的态度。因此这两者之间的逻辑还需要进一步挖掘。

此外，被调查者对不同机构和角色的信任差异较大，尤其是对村委会和村干部的信任情况与对其他政府机构和人员的信任情况有明显区别——被调查者对村干部的信任度和态度明确程度均高于村委会；而对其他政府机构和人员而言，被调查者对于人的信任度和信任态度要低于机构。这是因为，对于被调查者来说，村干部是具体的、熟悉的人，而村委会则相对抽象，但就其他级别的政府机构而言，被调查者并不认识在这些机构工作的"人"，却在一定程度上了解各级政府的政策和职责，所以"人"反而比机构更为抽象，因此信任态度的不确定性也更高。

从两村的比较来看，y 村被调查者在对相关角色的信任上表现得比 z 村更为积极，信任态度也更明确；而在对机构的信任上，z

村被调查者的信任态度反而更确定,同时 y 村被调查者并没有呈现更为积极的信任态度。

除了上述详细的分类分析外,我们可以将信任的不同程度赋值,以大概计算和比较信任的整体情况:完全信任 = 2,可信任 = 1,不信任 = -1,完全不信任 = -2,不确定 = 0。

从表 4 - 15 可知,两村被调查者对村干部的信任度都是最高的,z 村被调查者对乡镇政府的信任度最低,y 村被调查者对县级干部的信任度最低;y 村被调查者的整体信任程度要明显高于 z 村(除了对乡镇卫生院医生和村干部的信任);两村被调查者对具体的机构及其角色的信任各有侧重,但是侧重点并不相同,不能从整体上判断任何一个村是更信任机构还是更信任角色。

表 4 - 15 两村对制度执行者信任的整体情况

	村干部	乡镇干部	县级干部	县以上干部	乡镇卫生院医生	县级医院医生
z 村	78	13	13	53	66	59
y 村	77	36	27	65	57	69
	村委会	乡镇政府	县政府	县以上政府	乡镇卫生院	县级医院
z 村	38	10	28	62	58	46
y 村	53	43	38	73	71	64

第四节 本章小结

以上三节的分析呈现两幅被调查村相似又略有不同的制度信任图景。

首先可以明确的是,两村农民的参合行为都是"自愿"的,未来参合意愿也非常高,这表示农民在很大程度上已经接受了新农合，目前这项制度的发展推动力已经不再是"政治优先性"。并且被调查者对制度规范和制度执行的预期也比较积极，这也就意味着符合农民"认为这项制度好"，并相信"这项制度能被执行好"，从而得出信任制度的判断，并采取"自愿参加新农合"这一信任行为的"制度信任"的定义。

通过具体分析发现，尽管被调查者对制度规范的评价比较高，但是这种评价是在对制度规范了解有限的基础上做出的，并不是如本研究最初假设的，农民会充分收集和分析信息，从而得出理性判断。在对相关机构和角色的信任上，被调查者的信任程度普遍较低，这跟"制度能否执行好"的评价水平有较大差距，所以也并不能完全得出"对制度执行者的信任度低"就"不相信制度能执行好"的简单结论。被调查者不仅对机构和角色之间的信任评价有差异，对不同机构和不同角色之间的信任情况也是不同的，因此无法判断哪些机构或角色的信任会更深刻地影响农民对新农合的制度信任的判断。

再从两村的比较来看，整体上 y 村被调查者对制度信任的评价更为积极，对制度评价更高，更相信制度能被执行好，因此 y 村的参合率也更高；在制度规范方面，z 村被调查者对新农合规范的判断更为理性，判断也更为保守，但是 y 村被调查者是在掌握更为有限的信息的基础上得出的更为积极的判断。

通过本章的调查数据分析所引出的需要进一步解释的问题是本研究的定性资料所要回答的。

第五章
如何理解和评价制度

从第四章被调查者对制度的了解和评价可知,大部分被调查者对制度的了解是有限的,对制度规范的评价中等偏上,但是在此基础上,绝大部分被调查者却对制度持信任的态度。从两村的对比看,趋势大体一致,但是 z 村的被调查者比 y 村似乎更为理性。本章将讨论两个被调查村从制度规范到制度信任的机制与过程。

第一节　z 村的情况

Z 县的新农合是 2004 年开始动员和筹资,2005 年正式开始实施的。从 2005 年至今,农民对制度的态度有了很大转变,对于这个转变的过程,村支书是这么描述的:

> (从)合作医疗的情况看,2005 年刚开始(实施新农合时)老百姓都不太愿意(参加),通过动员,(参合率)达到 86.7%,2006 年是 89%,2007 年就达到 98% 了。刚开始有些家庭也确实困难,有十几户确实拿不出钱来(缴费),民政部门给大概 10 个人付了参加合作医疗的费用。不参加合作医疗的有的是身体健康的,觉得自己不会生病的,有侥幸心理。第

一年的时候动员（工作）特别难，我和村医包了山顶那片 31 户人家，整整跑了 4 天，每天都去动员（农民参加合作医疗），反复（给农民）做工作。

为什么新农合实施开始动员农民参合那么困难呢？而这几年又发生了什么变化呢？

一　参合的经历

2005 年是 Z 县新农合实施的第一年，新农合的补偿方案和报销规定的设计是建立在基线调查基础上的，因此 2005 年的方案是最不成熟的。在随后的几年中，每年的方案都有所调整，使之更契合农民的需求，也更有利于资金的安全。

Z 县合管办主任：2005 年乡镇报销比例是 50%，2006 年提高到 55%，并且把分段报销给取消了，因为（我们）发现乡镇（农民）看病都不是什么大病，（费用多在）1000 块钱以内，分段没有太大意义。再一个是把起付线提高了，乡镇卫生院从 50 元提高到 100 元。因为经过一年的运行（我们）发现，不论是医院还是患者，都倾向于将门诊病人转为住院病人。2007 年将乡镇卫生院的报销比例提高到 60%。因为这两年乡镇卫生院的医疗设备和水平都提高很大，像去年（2006 年）很多卫生院都没有腹腔镜，但是今年（2007 年）四个中心卫生院都有了腹腔镜，就是说服务能力得到改善。因为上面提到让老百姓小病不出村，大病不出乡，我们也是想通过政策调控，使老百姓尽量在乡镇卫生院就医，得到更多实惠。2005 年补偿率是 28.6%，2006 年就达到 31.3%，今年（2007 年）已经达到 35%，乡镇补偿率达到 48.9%。

　　z村所在镇镇长：过去影响老百姓参合的一个重要因素是办手续相当麻烦，先交押金，出院后到合管办报销；现在是先看病，病好了之后合管办的人员当场结算，手续简化了很多，老百姓蛮接受这种形式。

从 2005 年到 2006 年，参合率的上升并不显著，而从 2006 年到 2007 年，参合率从 89% 上升到 98%，也就是说，这一制度几乎被所有村民所接受。事实上，绝大部分村民并不了解补偿方案的具体调整内容，甚至很多村民还没有享受过新农合的补偿，方案调整之后，村民受惠的案例会更加引人注目，这些人尽管只占少数，但其受惠经历影响了所有人对制度的认识。而 Z 县的相关部门也特别注重使用这种"案例教育"。

　　Z 县卫生局分管副局长：比如你这个村，去年张三、李四住院，花了多少钱，报销了多少钱，我们会利用这些例子让农民知道合作医疗的好处。宣传合作医疗政策，我们采取的措施是合管办印制合作医疗简报，一季度一期，用最简单的语言、农民能够明白的语言向农民做宣传，（简报文章）会采取问答的形式，比如外出打工能不能报销（的问题）。我们县有 17 万多农户，我们每期印 20 万份（简报），做到每户农民一份，发到农民手上，让他们自己看。我们到农民家里去做宣传。

从访谈中我们可以深刻体会到示范案例的效果，调查中我们也发现对制度评价比较好的往往是自己或者亲戚朋友从中受惠的人。z村在 2006 年前有一位年轻的村民身患重病，支出了 8 万元医药费，从合作医疗报销了近 3 万元，这件事有很多被调查者提到，村民因此认为合作医疗确实有用处。也正是因为包括这件事在内的案例的示范效应，z 村 2007 年的参合率达到了 98%，远高于全县的参合率。此外，在被调查者的谈话中，也经常出现这种某某看病花了多少钱、报销了多少钱的描述。

z36：去年（2006 年）我们自己直接（将钱）交到财管所的。大病我们不了解，小病交 15 块钱，门诊可以报销 9 块钱。附近有人在县医院花了 4 万元～5 万元，后来返了 2 万多块钱。参加合作医疗绝对有好处。

z9：觉得这个政策挺好的，比如我有个朋友生病花了 3000 多，报（销）了 1000 多元，就挺好的。不好的方面不知道。每个人（只交）15 块（就能报销医药费），挺划算的，不过我没去医院看过病。

z2：参加合作医疗跟参加保险差不多，但是，像我爱人经常生病，有 300 元钱的门槛费，（医药费）低于 300 元钱报不了，这是市一级医院的。对于什么能报什么不能报不太了解。我爱人上次在县人民医院住过一个礼拜（的院），花了近 1000 块钱，报了 280 块钱，门槛费 300 元钱不报，剩下 700 块钱按 45% 算差不多是 280 元钱。

z18：一般是财管所和村干部过来通知让（我们）参加合作医疗。交 15 块钱，今年没病的话门诊费可以累积到下一年，不会浪费。可以抵销门诊费，大病还可以报销。第一年是有一部分（人）不参加，没有参加的村干部后来就又去说。他们也看到（合作医疗）效果，也愿意参加了。

二　对制度的预期与评价

虽然新农合在逐年改善，参合率近乎 100%，但是正如问卷调查的数据所显示的，很多被调查者对于制度规定是不满意的，这些不满意主要是因为慢性病医药费不能报销、门诊费不能报销、村卫生室不能报销、报销比例不高等。相比 y 村，z 村被调查者对制度规定有更多不满，或者说有超过一半的被调查者在访谈中表达了对制度的各种各样的不满意。

> z27：合作医疗我觉得慢性病（不报销）不合适，像我妻子有心肌炎，又不能住院，经常吃药，但是报不了，前天拿药又花了 500 块，报不了。虽然不太满意但也没想过向上反映，说了没用，而且找谁说呀！总的来说还可以了，目的是保大病嘛，一般的小病报得少点也可以理解。

> z6：我觉得合作医疗这个制度还是不错的。城市都没有（实行这个制度），是农民特有的，是国家对农村的优惠。要说需要改进的，我们文化太低了说不出来，参加了合作医疗的对大病还是有好处的。现在到处都是看病难、看病贵，合作医疗还是缓解了一些，所以我觉得这个制度还是很好的。但是我觉得现在实行了合作医疗，（医疗机构）可能不敢加药费，但是护理费等各方面还是更贵了，还不是一样，老百姓吃亏。

> z31：我觉得现在合作医疗对大病还是有帮助的，不好的地方是，像我们全家 6 口人每年交那么多钱，只要不住院就报不了，三年家里看病一共花了 3000 多元，都报不了，这个不太合理的。以后还是会交，以防有大病。人都是吃五谷杂粮的，哪能不生病呢。

> z12：第一年村干部宣传时，也没说是自愿（参加）的，反正是让我们尽量参加合作医疗。当时也没指望能从里面得到什么实惠，只是觉得钱少就参加了。参加后觉得不太好，从我个人来说，我老婆住院住了好几次，村里也不说能报。像小病

花个二三十也从来没说能报。去年（2006 年）民政上按贫困户把我老婆（的医药费）报了。实际上家里三口人出了 30 块钱（合作医疗费用），住院从来没报过，但是书记先垫钱给我办好了（合作医疗），没办法我只好把钱再还给书记。我觉得这个政策从规定到执行都不好。

既然农民对制度有这么多不满意，为什么参合率仍这么高呢？在 Z 县新农合相关部门的人员眼中，农民是很现实的，他们对制度的预期也是非常理性的——"要有好处才行"。因此，在进行新农合宣传的时候，相关部门主要是从参合者"大病保障"的"受益"角度强调。

　　　Z 县卫生局局长：农民太现实，有的第一年没有受益，第二年就不想参加（合作医疗）了；有的第一年受益比较多，认为第二年不会像第一年这样生病，所以也不想参加。比如有一个人，第一年住院合作医疗给补偿了 5000 元，第二年再动员就不参加了，他说："我不会这么倒霉的，连着两年都生病。"
　　　z 村乡镇卫生院院长：农民一开始参合率低，（原因在于）一是（将新农合）跟原来的合作医疗混为一谈，不相信制度；二是缺乏互助共济意识；三是对新农合还有一种观望态度。……我们经常给老百姓算这笔账，二十年还不住一次院吗？住一次就赚回来了。

从农民的制度预期来看，他们相信了政府对制度的宣传，对这项制度的预期是"大病保障"。尽管他们对制度有各种各样不满，但是毕竟参合的成本很低（每人每年 15 元），一旦生病住院就可以获得远大于成本的收益，因此从成本—收益分析来看，他们未来从新农合获益的可能性还是很大的。也正是因为参合成本低，对于符合报销规定的病人来说，报销返回的金额基本上都是大于这 15元成本的，这是一个"绝对受益"的结果，而且新农合也是一个从无到有的"绝对增量"的制度，因此大多数获得报销的病人认为自己已经"赚了"，而不再细究报销的具体规定。

此外，相对于农民的收入而言，尽管 z 村已经属于相对较富裕的农村，但是对于大多数农民来说，收入仅能维持温饱，并不足以抵御较大的经济风险，他们对"医疗保障"还是有较大的需求。所以在新农合实施之前就有家庭成员患大病的家庭，对这项制度尤其欢迎。

z26：我原来有两个孩子，前妻当了很多年妇女主任，后来得了脑萎缩，得（生）了 7 年病，去年（2006 年）去世了。前妻看病花了两三万，原来没有合作医疗，都是自己的、借的（钱），所以谁能保证不生病呢，就全家（都）交钱了。

z3：我对合作医疗的态度一般，（同一个病）不参加合作医疗估计（医疗费）便宜些，参加了估计会贵一些，但是没有证据，心里感觉是这样，也听别人这么说。（医药费）报（销）了后跟没参加合作医疗花的钱差不多，有大的病参加合作医疗就有区别了。

z4：比如我们一年只收入 8000 块钱，住院一个月至少得五六千块钱，我们拿不出来。这个政策挺好，但是真正落实到下面还是有点难。现在合作医疗那边经常过来检查身体，挺好的。我可以代表老百姓说句内心话，小病我们拿得出来（钱），大病确实拿不出来，需要到亲戚家借，因为农民的收益（入）有限，拿去看病生活就有问题了。

z11：镇政府经过村干部来宣传参加合作医疗有什么好处。当时讲参加合作医疗就像投资一样，（参合费用）80% 由自家出，20% 由大家出，害病了大家可以互相支持，保险的意思就在这里。重病住院的（医药费）要有 1000 块才能报销，几十块钱的报销不了，可以报销 30%。各级医院的报销比例我们不清楚。我们家没有报销过，没有人愿意得重病。当时就觉得15 块钱也没多大的事，我们负担得起，大家互相支持。政府是这样宣传的，我们也是这么想的。这就像捐资一样，如果没有政府出面，谁会主动捐资？钱再多也不愿意拿出来，政府出面大家就愿意交了。政策上说能报销当然就能报销，说不能报销当然就不能报销，即使他们贪污了我们也不可能知道。

z14：上面有这个政策，我们也不能搞特殊，大家参加了我们也就参加了。……村干部来做工作，他说得老百姓心服口服，谁没有个伤风感冒，农村人又很辛苦。上面有这样一个政策可以报销（医药费），难道农民还不响应政府的号召？不管有多少钱，保个险是好事，（谁也）不能保证永远都不得病。（我）丈夫得病以后在人民医院住过院，也不知道药到底卖多少钱，但免（报销）了几百块钱心里会舒服一些。至于这几百块钱是不是在合作医疗的基础上免的，这个政策是不是跟上面说的一样，这种药是不是值这么多钱，我们也不知道。……（一家）只要几十块钱，从我个人来看，我会继续参加下去，就是几十块钱的事。

第二节　y 村的情况

y 村实施新农合比 z 村早一年，2003 年开始宣传动员和筹资，

2004 年正式实施。在参合率的变化上，y 村和 z 村极其相似，也经历了从最初艰难的动员到几年后制度被村民广泛接受的过程。

> y 村村支书：我们村第一年（参合率）是 70% 多，不算低了。第一年（新农合）是新兴事物，（对）这个事情群众认识还不够，（对它的了解）有一个过程，（县里）要求是参合率（达到）80% 以上，算是完成任务，（这一要求）也是对下面工作（施加）的一个压力，不下（施加）压力做不动。……我们上门宣传、大小会宣传，（登门给农户做宣传）三到五次，在村里跑了好多路。因为第一年（做动员时）很多（家庭）举家外出（打工），还有一些特困户，民政上（当时）也没给补助，（制度）完善后国家民政上给了钱（补助特困户），开始第一年没有给。第一年参保（合）率只有70% 多。第二年有人生病得到了补偿，加上进一步的宣传，（参合率）就上升到了 80% 多，第三年 96.3%。现在除了在外打工家里没人的，基本上都参保了。

一　参合的经历

与 Z 县类似，Y 县的新农合具体制度的设计也经历了一个逐步完善和更加适应农民需求的过程。

> Y 县合管办主任：2003 年的时候开始搞这个事情（新农合），我们一开始非常担心老百姓不参加这个制度，心里非常没底，我们最初的方案是借鉴邻县的，后来的设计更多地结合了 Y 县自身的实际情况。一开始的时候，我们担心老百姓不参加这个制度，所以从资金安全的角度考虑，没有设定家庭账

户，第一年只有4%的受益率。虽然得到补偿的老百姓都反映这个制度很好，但是毕竟补偿比比较低，所以我们第二年就设立了家庭账户，每人缴纳的10元钱里，有5元放到家庭账户里；同时对部分慢性病进行了补偿，这样就大大增加了受益面；最初的门槛费是300、600、800，我们后来考虑到这个门槛费对一般老百姓来讲还是太高了，所以降为100、300、600，封顶线也从10000提高到了30000；最近在中医药方面增大了补偿强（力）度，增加了补偿比。我们在设计方案的时候，一方面是考虑老百姓的实际需求，另一方面要考虑合作医疗制度的可持续发展。

这些制度规定的改变确实获得了农民更多的认可。

　　y5：现在比以前好一些，现在是到信用社你把卡（号）往电脑里一输，你的钱就存在上面了。现在住院开（办）了住院的手续，出院时出了出院证明，它（医院）就把这个报上去了，后来的事你就不用管了，就只到信用社去拿钱。（新农合实施）第一年（报销的钱）在财政所领，后来在信用社领。在信用社（领）比较方便，农村里还有粮食补贴，每家每户都发了卡，把卡（号）往电脑里一输，钱就在上面。

　　y6：当时村里（村干部）来收这个钱，我觉得他收钱我不能不给。合作医疗这个政策是不错，具体规定我不记得，发的（宣传单上）有，今年（2007年）发的（宣传单内容）详细些，每家一张。以前也有（合作医疗），现在（政策）比以前的好一些，现在只要住院（医药费）都可以按照上面（政策）规定的按百分之几全部兑现，以前一点儿钱（指钱少时）好像兑现不了，要上（达到）多少钱可以报销，（而且）不是住院的就报销不了。一开始（我）不相信，我儿子在那个部门（工作），现在相信了。你给国家10块钱，国家出20块钱，总共30，不生病也划得来，生病就报嘛，现在是百分之百地相信。

y21：这个制度还好，对老百姓还算实惠。以前要报销（医药费），打比如你现在生病了，你还（得）到明年等啊等啊等报销，现在就是政策改变了，确实很好。你生病了，直接从医院里就给你去掉（要报销的费用）了。不用你去找这个找那个了，不用以后（报销），这个是最好的。因为有些老百姓他不懂啊，你找这个找那个他找不着，他不懂那个路（报销程序），现在不用那么弄了。

z34：我觉得挺好的，众人抬一，就是农村（村民）生了什么病以后，心里至少有个底，至少有一个依靠的，不像原来，生病以后就不知道找谁了，就不知道怎么办了，而且好像底下操作得还蛮不错的，我父亲原来住院过几次，他的钱回（报销）得还是比较快，都给你打到折子上来了，刚开始的时候还要自己去领，现在直接到你的户口（头）上来了，打到你的存折里面。

与 Z 县类似，Y 县一些案例的示范效应也很好。

y 村所在镇镇长：实事求是地讲，老百姓只有自己真正生病以后，他才能体会到（新农合的好处），所以说我讲（农民接受新农合）有一个过程，2003 年的时候，我在店前镇工作，开始去收（合作医疗费用）的时候难度很大，老百姓不理解，（他们想）反正我（哪天）生病，我哪天去住院，没有必要（参合）……但是到了去年，2006 年，通过对合作医疗的宣传，特别是他们的邻居，或者是亲戚生病以后，真正得到了补偿，他们的（参合）积极性就高了，而且现在这个门槛费比较低，一开始刚刚实施的时候，门槛费也是蛮高的。

在对相关部门和机构的工作人员访谈中发现，政府官员和工作人员都认为这几年新农合实施的"示范效应"带来了农民对新农合的信任和参合率的上升，但是从对 y 村村民的访谈中看，尽管这一影响在一定程度上存在，却没有 z 村的影响力那么大，y 村的村民对制度的具体规定更为"无知"，他们也并没有太多提到周围人的"受惠"经历。

> y9（村民小组长）：我们也知道，这个合作医疗像保险的那种性质。反正我觉得这个事情反正是好的。起码（我对此）无所谓，不怕一万就怕万一，出现什么意外的病情，就有个保障。镇上布置开会后，我们一般是在村里面开会，一级一级地（将精神）传达下来。（给农民做）动员的时候我们也花了不少的精力，我们布置开会的时候，首先是给村里面做动员，然后各个生产组再到一起开会，再到下面动员群众。一家一家（地做动员），开始一两年（我们）跑了一些路。我们组现在的 33 户都知道（新农合）好，现在问题是有个别人一开始有一点抵触情绪，（他们想）我们家几口人都很正常（没生病），何必每年白白地花这 10 块钱。

从访谈的情况来看，与 z 村不同的是，y 村处于国家级贫困县中，其经济条件要差很多，生活条件也更恶劣，交通不便，因此有更多家庭举家外出打工，也有更多家庭非常贫困，而在新农合实施的第一年，Y 县是没有针对贫困家庭的参合补助的。因此尽管第一年 y 村的参合率低于 z 村，但从农民的参合意愿看，y 村农民在新农合实施第一年的参合意愿其实更高。

二 对制度的预期与评价

y 村农民同样会考虑成本—收益情况。z 村农民的收入要远高于 y 村，因此虽然从成本的角度看，y 村的相对参合成本更高，但是从收益的角度看，y 村的相对收益也更高，而且他们对医疗保障的绝对需求也更大。

此外，Y 县与 Z 县新农合方案的不同之一在于，Z 县的 9 元家庭账户全部用于门诊报销，患者严格按照规定报销；Y 县的 5 元家庭账户原则上也是用于门诊报销，但是如果没有报销，年底可以从乡镇卫生院领相同金额的药。事实上，Y 县的做法是乡镇卫生院的一种不规范操作，但是从直观上看却成为参合者的一种福利，这样反而使新农合的受益面扩大到全部参合农民。因此参合农民对新农合收益的感受也更直观。

> y32：对合作医疗（我）觉得无所谓，但还是愿意加入。也有人生病报销了几千的（医药费），好处还是有的。每人每年收（交）10 元钱，每人可以享受 5 元的门诊费，如果这一年没去看病，就返还这 5 元的门诊费，但是不是直接给钱，而是给 5 块钱的药，（药是）指定的感冒药、消炎药等。但这些药没什么用，应该直接给 5 元钱，或者用来抵销下一年应该交的 10 元钱中的 5 元钱才对。要是去门诊看过病，就不能享受 5 元钱药的补偿。

> y7：家里面没有报销过（医药费），不过下半年有 5 块钱的返利（还），其余的我们还不知道。那个药还差不多，5 块钱的药还可以，像感冒的药，西药，需要的你就拿，觉得不合理

（需要）的你就不拿，私人（自己）选，它不像别的什么东西（你）不需要的非给你，不是这样，你自己愿意要什么就拿什么。

y33：合作医疗是个好事，你要是不给它10块钱，它怎么会给你700块钱，7块钱都不会给你。

y10：在乡镇医院住的院，报的百分之几搞不清楚了，反正一千四五百块钱。没投诉过。只要国家赔（报销）这一点就可以了嘛。小孩子今年（2007年）在县医院里搞（得了）那个肺炎，那不给了本子给你看了嘛，花了200，给（报销）了89。跟我想象的是一样的，反正我们给了钱，国家（出的）是大部分，个人（出的）是小部分，这种情况即使不拿，救助别人也是好事，就是互相帮助。

y16：政府好，给我一点就受益一点，（新农合的具体政策规定）也没什么事晓得，我也不懂，也没发现什么问题。跟我当初想的一样，政策还是好政策。对农村（民）来讲，搞（给）一分钱就是好的，给你就是好的。它退给你就是好的。它现在每年不就退得有钱嘛，都是好的，不管多少了。

y34：因为目前我们国家经济水平也就这个样子，不可能希望国家给你全报是不是，当然100%的报肯定不错了，但是不行。

相比z村而言，y村的经济条件更差，因此村民对医疗保障有更高的绝对需求。

y1：这次回来就搞（参加合作医疗）了，他们都搞了，我们也搞，两个老人以前都交（参加）了，也给他们交一下（费用）。这个东西行不行，死马当作活马医，也没多少钱，无所谓。两个老人年纪大了，以防万一，行就行，不行也无所谓，这点钱我们无所谓。

y8（家里曾有长期生病的重病患者，在新农合实施之前去世）：我们要去治病，主要是那个钱（住院费）开始难凑，我要东借西借，现在有时候到医院去，有这样的事你们肯定也听说过，躺在那儿没钱就是不给你动手术，人看着就不行了，对吧，那种事情你说遭遇了怎么办？假如说，我入了医疗保险了，人到医院去（医院）马上就给救治，那应该是比较迅速地把这些事情搞好。……你说你（如果）是间歇性治疗（指有钱就治疗，无钱就停止治疗，再有钱则继续治疗）的话，那不耗死？老百姓就巴望着这个钱来助一臂之力，虽然（有时报销的）就是一百两百，一般人家治病治到这个时候了，你就是给一百两百都是雪中送炭。

y9（村民小组长）：我觉得合作医疗会越办越好，因为出现的（报销医药费的）病例比较多，（大家看到实效了）。比如有人前五六年（身体）都很正常，但是最后一年他的身体出现了问题，如果他投保（参合）了，他就能得到很大的援助。像现在有很多例子出现了，有的是没有投保后悔了，已经投保得了好处的话就觉得这个事情好。现在人的观点已经改变了，已经不需要（像）以前那样强制性地做了，自觉性比较高。

然而，尽管 y 村农民也看重成本—收益分析，但是与 z 村不同的是，这不是 y 村农民参合的唯一原因，除此之外，还有"互助共济"的理念在支持他们参合。无论是相关部门还是村民，在访谈中他们提到的最多的一个词是"众人抬一"，也就是说大家的钱和政府的钱放在一起，谁遭遇了疾病风险谁就可以从中得到保障。而"互助共济"正是新农合存在的价值基础，同时也是村民认可制度的一个主要原因。

y17：（新农合实施）一开始的过程是，村里面开会，开村民代表会（给新农合做）宣传，（会上）说你愿意搞（参加）就搞，不愿意搞（参加）就算了。开始就是讲众人抬一，本来就是（要互相帮助）呀。（参合）几乎是普遍的，达到百分之几十了，现在国家要求要达到百分之几十，我记得。我们这一块虽然是农村，一般群众的素质不是那么差，一般（村干部）说了就参加了。变相收钱那个没有，不存在那个事情，一开始都是自愿给（交合作医疗费用）的。

y4：村干部动员（我们参加合作医疗）时就说合作医疗有好处，农村的人得重病负担不起，众人抬一，人家都不希望生病，你给点钱，救人的生命。合作医疗好处多。我不是村干部，农村里都是包片（指每个具体区域指定一个村干部负责）的，我这片是村长负责。一开始是开的动员大会，随后有了基础，有些生大病的人（从合作医疗中）得到了实惠，动员也好（做）一点。我们第一年就给钱参加了。

y5：村里讲这个合作医疗，外伤害病可以报到50%（的医药费），我一想国家号召这个事情是个好事情，对老百姓来讲，就像众人抬一，像保险性（似的）的。哪个都不想生病，都想身体健康，国家号召大家就搞一个。害病的搞（参加）了效益（指可报销医药费）也好，没有害病的也不想。保平安。每年的方案都差不多，每个人10块钱，还有5块钱的返回。可能国家政府补助了一点，如果病人多一点，就报销少一点，如果病人少一点，报销就多一点。政府补助10块钱，医疗部门补助10块钱，老百姓自筹10块钱，总共就是这么多钱（其实被调查者对筹资结构的描述是错误的。——作者注）。如果平安没有人出事，就好一点。害病的多，就低一点。一开始就参加了。一开始想着不管政府补助不补助，大伙（以）

投保的形式保平安，众人抬一。

y7：那不是上面有那个地址嘛，讲那个合作医疗好，讲了人生病以后国家有保障。人都有个生灾害病，众人抬一，合作医疗不就是吗？生病一般都是预料不到的，不管是年纪轻的还是年纪大的。合作医疗是越来越好了，越来越实惠了，不实惠人家不会搞的，老百姓最讲实惠。

y2：村代表也去动员。参加合作医疗对生大病有一定的好处，那是肯定的，就讲众人抬一，一般的想法就是给点钱也不想这些钱回来，不生病就算了，没想什么。……我这去年（2006年）腿断了，一年一个人只要10块钱，县医院赔我30%，1000块钱赔300，我开刀赔了2000多。原来有40%、50%，现在提高了。只要政府引导得好，还会长期（参加）。我们老百姓一个人一年花10块钱，这个政府本身也是大力支持，县政府（补助）10块，省政府还有中央财政拨了10块，一共补40块，原来是20，中间一年是30，现在是40。只要这样大力支持就可以了，像我们Y县30万人口，一个人40，1200万，返利回来也能分一些钱。

y12：反正我是这样想的，不管我们生病不生病，这对生病的人都是可贵的，对他们有帮助。所以我想应该帮助别人，自己不生病的话，就想着一人给10块钱也没什么事。就10块钱，村里人来收就给了。就是这么想的。

第三节　本章小结

再回到制度信任的定义："制度信任就是A相信B会做X，并在此判断下付诸相应的行为。"因此制度信任首先跟信任者对制度的预期有关系。而根据第二章的文献回顾可知，对制度规范的预期会受到两个方面的影响：首先是从理性的角度，评价其成本—收益是否有利于自己；其次是从外在制度和内在制度的角度，看外在设计的制度是否跟内在的价值观相符。

从上述两村对制度规定的理解和评价来看，两村被调查者的共性是，基于成本—收益分析的判断可以被认为是支持被调查者自愿参加新农合的最主要的原因——成本较小，随便得到点回报就会大于成本；作为一种医疗保障，一旦参合者遇到风险就有较大的受益，对于收入较低的农民来说，医疗保障是一种绝对需求。由此可以理解为什么被调查者在对制度评价并不高的情况下还会选择参加新农合，因为即使有种种不满，但是参加的潜在收益还是会大于不参加的情况。也可以理解为什么被调查者只是在对制度的"有限了解"下还会选择参加新农合，因为一方面，从参合者的经验看，潜在收益是明显大于成本的；另一方面，作为一项从无到有的制度，筹资额和保障水平逐年上升，制度规定也在逐步完善，这些收益实际上已经达到，甚至高于农民的预期。也就是说，两村参合农民的行为都是可以通过成本—收益的理性分析进行解释的。

除了两村的共性之外，两村访谈表现出来的不同在于，y村的被调查者具有更多"互助共济"的意识，而不仅仅是考虑个人的成本—收益，也就是说合作医疗的制度理念符合y村村民所具备的"互助共济"的价值理念，这进一步强化了y村村民对于新农合的接受程度。回顾问卷调查的结果，y村被调查者在对制度了解更为有限的情况下，对新农合的评价更积极、信任度更高，这是因为y村对于新农合的预期不仅仅在于通过参加新农合获得潜在收益，还在于每个人的少量付出都能够对其他人有所帮助。这一预期跟纯理性的成本—收益分析不同，相对而言并不强调对制度信息的获取和掌握。

　　然而，仍待解决的问题是：首先，本章的分析可以解释为什么农民在施行后期对新农合的接受度比较高，但是不能解释，同样的制度，为什么在施行之初，很多农民即使在通过宣传动员了解制度规定的前提下，仍不信任制度。其次，从两村的比较看，z村村民更理性，y村村民则具有一定程度的"互助共济"意识，这个差异是怎么产生的？而这似乎指向了制度环境，或者更确切地说指向了"信任文化"。这两个问题是接下来的两章要依次分析的。

第六章
如何理解和评价制度执行者

通过第四章的分析我们可以知道，两村的村民对制度执行者的评价都不高，无论是各级政府及其工作人员，还是医院和医生，信任度都不高。再比较具体结果可知，两村被调查者对于不同机构和角色的信任度是不同的，且两村在总体趋势一致的情况下，仍表现出一些差异。更重要的是，在对这些制度执行者信任度有限的情况下，大多数农民仍表示会参加新农合。究竟哪个（些）执行者对农民对新农合制度信任的影响最大？上述看似矛盾的逻辑，其背后的机理是什么？为什么农民在新农合实施之初不信任这项制度？这是本章要尝试解释的。

第一节　Z村的情况

一　旧农合和旧制度的影响

为什么农民在新农合实施之初不信任这项制度？几乎所有的村干部和相关部门的人员在回答这个问题时都提到了旧农合，以及以前的一些制度产生的负面影响。

　　Z县卫生局分管新农合的副局长：一开始的时候农民不认识（同），合作医疗从（20世纪）60年代起就开始搞，旧农合不保大病，只看（管）小病，统筹层次比较低，后来运转不下去。因为Z县是一个农业县。在80~90年代，少数集体经济好的地区试图搞过，最终没有办下来。县级层次上没有作为。搞了几次，反反复复都不成，所以农民以为这次也一样。我们反复做工作，告诉农民这次的合作医疗政府拿钱，统筹层次也比过去高，通过比较告诉农民这次跟原来的合作医疗情况不一样。但是农民一开始还是都想等等看，所以2004年参合率不高，全县70万农民，只有39万人参加。但是第二年增长10个百分点。

　　Z县卫生局合管办主任：现在的合作医疗要工作人员一遍一遍上门动员（农民参合），难度很大。这是什么问题？还是一个政府的公信度（力）的问题。这么多年，政府从来没有为老百姓做过什么事，从来没有给过老百姓什么好处，只是在强调种地交钱、种粮交税。还有就是合作医疗的几起几落，老百姓对这个合作医疗制度也不信任，虽然你叫"新型农村合作医疗"，但是到老百姓那里，他们觉得"这个合作医疗又来了"。过去的事情影响到现在，即使合作医疗（新农合）很好，但是农民已经不相信政府会为老百姓办事，不相信合作医疗。

　　z村所在镇镇长：老百姓开始不太信任（新农合），我们卫生院医务人员、合管办人员、乡镇和村干部都下去动员，经过两年反映还是不错。……要说原来的合作医疗确实也起到一定的负面作用，因为该解决的问题没有解决，造成农民对政策的不信任。我们第一年开始做的时候就是加强监督，比如如果发现有医院欺骗农民，立即处理，甚至取消定点医院资格。这样在第二、三年就基本上没有这方面的投诉了，工作好做多了。

二 对村干部的评价

z村有三个村干部，村委会主任兼书记姓赵，今年（2007年）近60岁了，他从村民组长到村委会主任再到主任兼书记，算起来已经做了30年村干部，在村里是绝对的长辈。另外村里还有一个会计兼村委会副主任，一个妇女主任兼组织委员，同时三个村干部还分别兼着5个村民小组的组长。Z县的行政村不论规模大小，基本上都是三到四个村干部，一人身兼数职。z村是一个没有经过合并的自然村，规模不大，因此村民互相之间都很熟悉，而村干部自然也是绝对的"熟人"。我们在访谈中发现，村民对老书记还是比较尊敬的，但是这种尊敬更多限于私人关系，作为村里"最大的干部"，村民们并不认为老书记可以为自己做什么。从问卷调查的结果看，尽管对村干部的信任度是最高的（78%），但是对村委会的信任度却不高（38%），甚至远低于县级以上的政府机构（62%）。这是因为很多人认为村委会成员"人是好人，执行国家政策就难说了"。

> z5：站在公正的角度，好干部也有，但很少。村干部也没有能力，他也拿不出来钱，想做事情也做不了。……村干部的行为不会影响合作医疗，很多老百姓知道看病难，知道合作医疗的好处，不用村干部说他们都会自愿参加。

与上面这位被调查者的看法类似，村民们普遍认为村干部在合作医疗方面的作用就是宣传动员，合作医疗政策执行的好坏跟村干部没有任何关系。

> z15：村干部现在轻松多了，在合作医疗方面，他们主要负责收费，填合作医疗证，他们挺负责的。他们做这个事挺卖

力的，国家拿这么多钱为老百姓服务，他们作为传递信息的人怎么（能）不卖力呢？

z7：村干部虽然是选出来的，但主要是上面任命的，提前已经选出来了。村干部也没为村里做什么令人满意的事情，干什么事情都要钱。在合作医疗上，家里有老人的他们就会动员你参加，村干部主要起动员宣传作用。

正因如此，虽然有些村民认为村干部不作为，或者认为村干部处事不公平，对其工作不满意，但是同时也表示，"不信任村干部"和"参加合作医疗"是两码事，对村干部的评价不会影响到其参加新农合。

z6：村干部的行为不会影响合作医疗，很多老百姓知道看病难，知道合作医疗的好处，不用村干部说他们都会自愿参加。当然，村干部说一下还是有好处的。

z8：村干部在推动合作医疗方面挺积极，但也不是强制的，他们就下来做宣传，愿意参加就参加，不愿意也不勉强。村里的负债和村干部的行为对（我们）参加合作医疗没有影响，因为这是不同性质的，参加合作医疗是为自己，老百姓不会因为村干部不好就不参加合作医疗。

z9：我觉得村干部、乡干部都靠不住，（我们之间）只是利害关系、利益关系，他们是代表个人利益跟我交朋友，我跟他交朋友肯定能有好处，现在社会就是这样。政府机构不可信，人也不可信，他们都冠冕堂皇的。虽然他们不可信，但他们不会影响到我对合作医疗的评价。因为无所谓，每年参加合作医疗15元钱，就算100你也得买啊，买平安啊。虽然上香也能买平安，但是真要出事的话就保不了啊。

三 对乡镇、县级及以上政府和干部的评价

跟对村干部的评价不同的是，乡镇及以上的干部对于村民来说都是陌生人，正是因为缺乏交往、缺乏了解，所以村民对他们的信任态度非常不确定。

> z15：我只知道我们镇长上任 5 年了，从来没见过（他），不知道叫什么，连男的女的都不知道，更不要说（认识）县上的干部了。但是我天天在电视上看胡锦涛、温家宝，我知道他们在做什么，我了解国家政策。
>
> z19：下面的领导我都不认识，他们从来不下来。不像上面的领导，以前我在学校工作（村小学民办教师），省里领导下来，他们都很和蔼，平易近人。我对中央充满希望，但是对下面的领导不信任。

此外，由于目前政府官员的"坏名声"，被调查者基本上对基层政府官员形成了刻板印象——"中央政策好，下面执行就走样了"，这一观念表达了对基层政府干部的不信任，尽管这一判断很少有具体的事例支持。但是值得注意的是，被调查者对基层政府的不信任是相对独立的——尽管不信任，但是并没有将其与合作医疗的实施联系起来。

> z6：这次全国"两会"我看电视看了好几个小时，上到中央，下到老百姓，代表还是给他所代表的一方说了好多话，像医疗、教育，这些反映到中央，中央出台了政策，但是执行到下面就走样了。
>
> z4：上面政策好，到下面就变了。"上面红旗举得高，下

面红旗都倒了。"因为政策到下面都变形了,上面只把政策颁布下来,下面怎么做的上面不知道。

尽管对基层官员不信任,但是村民对自己理解的所谓的"中央政策"还是有一定信心的。他们纯朴地认为,中央的权力比地方大,只要中央足够重视和支持新农合,就能够保证这项政策按规定实施。而这种信心又部分源自2000年以后的一些惠农政策的顺利实施。

$z1$:这个政策能不能持续下去要看中央和地方政府了,中央政策好,地方政府按中央办事,对老百姓和国家都有好处。对国家来说,对政治有好的影响,老百姓看得起病,有利于民生,政府也有好的形象。对于地方能不能把政策执行好,只有50%信任。镇政府我不相信,有50%的信任已经很不错了。

$z13$:国家的合作医疗政策是大政策,下面怎么敢走样?合作医疗按国家形势来说,只会不断完善。如果有一天它不是国家的大政方针的话,那肯定会走样的。国家政策不能跟国家法律相比。

$z19$:农民对下面政府干部的态度很模糊,镇里、村里的干部有没有无所谓,主要是中央政策要好。只要国家掌握总的方向,重视合作医疗,这个政策就能持续下去。

$z5$:党中央对农民相当好,有些政策很过硬。补贴粮种款直接下到财政上,我们可以直接去拿,不会经过任何人。小孩读书的费用也下降了。

z村所在镇分管新农合的副镇长:过去由于推广过(旧的)合作医疗,老百姓对这个合作医疗不信任,所以一开始动员比较难。现在来看,老百姓不光对合作医疗,而且对国家的惠农政策越来越信任了，国家很多惠农政策现在都能确确实实兑现，所以老百姓都信任了。比如说退耕还林，2000年一开始的时候好多干部都不相信，更别说老百姓了。是这么规定的，一亩田一年补230元，补8年，林地还是个人的，可以养（种）树卖树，收入也不错。当时老百姓不相信政府会拿这么多钱出来做这个事，就宣传，干部带头搞，干部也不相信。现在快8年了，据说还要延长到15年，老百姓现在都知道这个政策好，也能执行好了，但是也迟了。现在已经没有田给你退耕还林了，当时一开始就相信这个政策的人现在占便宜了。……2000年以前的时候没什么对老百姓比较好的政策。我感觉十六大以后变化非常明显，像水库加固、道路建设、种田补贴、扶持养猪等，国家还是拿了不少钱，这些过去都没有的。

四　对医疗机构和医生的评价

与对基层政府的看法类似，农民对医院的信任度也不高，认为对于参加了新农合的患者，医院就会多收钱，因此农民对医院和医生的不信任是跟新农合的制度信任直接相关的。

> z村所在乡镇卫生院院长：我们（在给人看病时）都会事先问病人是不是参加合作医疗了，这是办手续、报销的需要，但是农民就会误认为你这么问是不是因为我参加了合作医疗就要狠宰我一顿。所以说我们的解释很不够，农民对我们还是不太信任。……现在是财政部门收钱，不可能是卫生部门，因为农民会反感，我们要下去动员他们会觉得我们卫生部门从里面得到了好大的好处。特别是前几年，老百姓对我们特别有意见。"你们叫我们搞的事我们偏不搞，你们不要我们搞的事我

们偏要搞"——就跟干部这么说。

z2：一去医院就问我们是不是参加合作医疗了，是的话，床铺费、药费、处置费要比没有参加合作医疗的高一些，这个我们不理解是怎么回事。没有注意到每年的合同书上的变化。对于什么能报什么不能报不太了解。……如果发现报销有问题，我知道有投诉电话。现在农民的意识在加强。[其妻：但知道的话也没精力去跟他们纠缠。在法律上就算他们错了，我们也没办法，就让（着）他们算了。农民在文化素质、人缘关系、时间上，都没能力（优势）。我们是弱势群体，知道吃亏也只能认命了。]

上面的分析中提到，农民认为"上面政策是好的，执行就变了样"，这一判断本身是概括性的、独立的，但是跟医院和医生联系在一起就影响到了农民对新农合的信任判断。这是因为农民认为医院和基层政府的利益是密切相关的，医院在新农合中的不规范操作是因为基层政府的监管缺位，甚至纵容。此外，农民之所以对医院和医生不信任，除了"药店的药价确实比医院便宜"这一客观事实外，农民也承认很多判断是他们"自己认为"的，也就是说农民已经形成了医生"坑新农合的钱"的刻板印象。

z10：我们是参加合作医疗的，开始时他们（医生）就不认真对待，这样拖得时间长一些，这些反映（对此意见）比较大。不是参加合作医疗的（患者），（医生）开药慎重一些，病情好得也快一些。政府机构应该增加监管力度，医疗部门应该对药品价格进一步规范，虽然很多药品的价格已经在公布范围内，但在实施过程中，就应该按照规定办。并不是参加合作医疗的（人）用药多一些，价格高一些，而是说，有些病用药（后效果）明显（就用这个药），不需要观察而被（医院）

拖延了（治疗）时间，这样既增加了国家负担，也增加了个人负担。医院会变相地让参加合作医疗的人多花钱。

z7：政策好是当然的，但是医疗部门有问题，这不是国家政策的问题，是医疗部门改革方面的问题。新闻中也提到医疗要和药分开，医院的医生如果只处方，不开药的话，看病还是挺便宜的。

z25：合作医疗大致可以，有一些小方面的问题，天高皇帝远，什么政策都是这样，上面政策是好的，但是到农民这里就体现不到政策优越性了，基层干部把这些政策弄腐败了。我们也是听人说的，交钱的时候说得好听，但是报销的时候就说这个不报那个不报，农民哪知道哪个报哪个不报？我们对这个不太了解，坑我们也不知道。去医院先问是不是参加合作医疗的，那是什么意思，还不是为了多收点钱。

z4：参加合作医疗的，看病会多花钱。这种情况很多。比如，看个感冒，没参加（合作医疗）的30块钱能看好，参加的最起码得300块钱。这种问题从来没反映过，反映也没用，跟村干部、乡镇干部、医院说都没用，他们要为自己的利益着想，他们是一个机构，他们不会为老百姓说话。很多人在医院看病后在外面药店拿药，比如（治疗）心脏病的药在医院是24块，外面药店只要18块。

z17：卫生主管部门和卫生院是一起的，他们（卫生部门的工作人员）不会为我们农民说话。政策是好的，关键是医院没有正确地执行。他们巧立名目地乱收费报销，开大处方，医院可以从报销中赢利，农民实际上是自己在为自己报销。

既然不信任医生和基层干部，那么农民又为什么会信任新农合呢？这是因为他们认为，即使由于基层干部和医生的行为使得他们在新农合中的收益减少，但是其收益的绝对数量还是增加的。换句话说，他们相信预期的成本—收益仍然是对自己有利的。

> z18：满意的情况多了，不满意的就是我觉得参加合作医疗和不参加合作医疗待遇是不一样的，参加的（医院）收钱多。这是我的个人想法。从小我就不怎么进医院，我爸爸是老中医。并不是我自己有这种想法，很多老百姓都这么认为，（医院）就是变相地多收钱，要说我们老百姓也得到实惠了，报销了一部分（医药费），但是如果不是变相多收钱的话我们得到的实惠更多。

> z6：参加合作医疗绝对有好处，但是县医院、镇医院药费并不贵，主要是护理费太贵。这样一来，虽然报销但是实际上没有多大好处。这些钱是他们内部的人得到了好处，国家的钱他们得了好处。这个虽然是我想象的，但绝对有这么一回事。有时候他明知道你是什么病，偏要弄一连串仪器来测，让你多花钱。我觉得医院里绝对是这样。

> z14：合作医疗还可以，但是有一个问题，我去年（2006年）去医院拿药，在卫生院一划价是10块钱，但是到药店买是7块钱。国家的政策是好的，但是落实到我们（这里）还是有问题。但是这都是些小问题，我们农民整体上还是从中受惠的。

第二节　y村的情况

一　旧农合和旧制度的影响

在 Y 县的调查显示其与 Z 县类似的情况——旧农合和旧制度

给新农合带来了负面影响，进而影响到农民对新农合的信任。

> Y县合管办主任：……调查结果反映，大部分农民，有60%左右吧，还是比较支持这项制度的；还有一部分人不太信任这项制度，也不太信任政府，采取的是一种观望的态度。这受原来的老合作医疗的影响比较大，原来管理不规范，后来重建了几次也没有成功，所以一说到新型农村合作医疗，老百姓的第一反应就是合作医疗又来了。老百姓的顾虑一个是你收了老百姓的钱会不会为老百姓办事，再一个是像商业保险似的，交钱容易，到报销的时候会不会很难，还要托熟人、送礼，还有就是这个制度是不是村干部更能从中得到实惠，老百姓得不到。现在好了，我们现在实行"三定"筹资，定时间、定地点、定费用，到了一定的时间通知村民到一个地方，比如说到村部交费，农民会在这个时间自动去交。农民现在尝到了甜头，所以愿意参加。

二　对村干部和村委会的评价

y村由两个自然村合并而成，全村有 27 个村民小组，村委会成员是"两推一选"（村民推举、支部推荐、全体村民再选举）产生的，7 个村干部各司其职，除了村委会主任兼任副书记外，其他村干部没有兼职，同时各个村民小组也有各自的小组长，与村干部之间没有任何重合。y村的书记是个老干部，前后做过 23 年村干部；村主任 40 多岁，年富力强，曾经在外地承包工程，是村里所谓的"经济精英"；村委会副主任与村主任来自于不同的自然村，可以认为各个自然村的代表。以上三人构成了村级行政管理的核心。从问卷调查的结果看，尽管 y村的整体信任情况好于 z村，但是 y 村对村干部的信任（64.2%）却略低于 z 村（65.0%）；z 村对村干部的信任评价更趋于中性，y 村对村干部的信任评价却更趋于信任和不信任的两极分化；然而，y 村对村委会的信任（44.2%）明显高于 z 村（31.7%），这是因为，相比 z 村的村干部，y 村的村干部更为忙碌，除了处理纠纷外，他们手中掌握更多的资源，担负上级政府交付的更多责任，与此同时，也得到了村民更多的褒贬。

y7：选哪个都无所谓，跟村干部都熟，以前都打过交道，都认识，一个村里面的人咋不认识？村干部做的事也不多，总体上还算好。做的事一时也想不起来，好的时候也比较好，以前我们也找过他们，服务态度一般，也不是太好。选他也可以，不选他也可以。换成其他人，我们也不知道会怎么样，我们对那方面（新农合）的事情不那么关心，谁来搞都无所谓。修路都是我们自己修的，自己商量自己搞，自己出钱自己弄，全是我们自己协调。我们修这条路跟别人也有纠纷，就是我们自己协调，找他们也没用。大事你找他们，他们肯定推不掉。

y34：因为我觉得我们村，这个镇就驻在我们这个地，其实村干（部）如果当得好的话，也能做出几个像样的事情。比如创办企业这一块应该说可以的，发展多种经济这一块也可以，多种经营，因为有山、有田、有水，这个方面应该说如果（有）一个好的村干（部）带头人的话，应该还行。（现在的村主任）他挺精明。他做的典型的事，我估计现在也不能一下子体现出来，因为不是一两年能完成的，至少我们私下聊天感觉他的思路还可以。……比如我们要求村长，或者是镇长，你给（找）上面多要钱回来，那就是个好村长，人家要不到的东西，你都能要回来，那个不是很好嘛，直接给老百姓带来利益。

y17：不公平的事情也多。我们村里面以前搞扶贫，是合肥医科（大）搞的养殖，搞养殖的还没有钱，没搞的还有，是前年（2005 年）的事情。没养的还拿到 2000 多块钱，我家养了还没拿到钱。去找了（村）书记，书记说回来给我答复，答复到现在人都不见了。也不知道给的是谁。这种事跟镇上跟村里也都反映了，他们都没用，叫我们自己去找，我们自己去找谁啊？找他们，他们说给我们考虑，到现在也没结果。我找的就是村干部，现在人都不见了，也没给我们考虑。村干部也做了点事，盖了个村部。是他们说的，他们搞的，说是只要发展的都可以享受这个。是他们说的，我们也没自己去找他。

y4：遇到法律上的事也会去找村干部，村干部大的作用也起不到，毕竟村里是一级机构，事先要通知村里。

尽管如此，跟原来相比，村干部与村民的冲突还是少了。这主要因为过去存在征收税费等向农民索取资源的政策，而随着农业税的取消，现在 y 村村干部的职责主要是将政府的资源向下分配。

y2（原来的老支书）：（过去）那时候不像现在的村干部，现在的村干部快活了，又不用收税，（还）拿工资。大家搞什么东西，我（村干部）去一去就不错了，处理得好不好问题不大。那时候收税，闹矛盾要是不处理好，群众就说你不把我这个问题处理好，下次收税你别想收我的了，我不给你。现在不存在这个问题了。……作为村里一级来讲，村办没有什么企业，想给老百姓办点实事也很困难——要钱啊。除非上面县里有个什么项目到村里来，不然村里想办个企业，没有钱不可能。现在经费都是县财政管，村里没什么活动资金，又不向群众收钱，也不给群众什么负担。

同样跟 z 村类似，y 村的这些对村干部的评价也都跟新农合无关，尽管他们也会提到村干部宣传和动员大家参加新农合的经过，但是在访谈中并没有发现将村干部与合作医疗联系起来的任何评价。

三 对乡镇、县级及以上政府和干部的评价

y 村村民对乡镇、县级及以上政府和干部的印象也是抽象和模糊的，因为农民极少跟这些人"打交道"；与此同时，他们也有"中央政策好，执行到下面就偏了"的刻板印象。

> y 村所在镇镇长：你比如像合作医疗，我们只有这样一个职责，每年把这个卡筹起来，交到县里面去，基本上这个工作就结束了。

> y21：一般的老百姓很少跟乡镇那个事业机关的干部打交道，出了纠纷主要是找村干部解决。

> y32：跟乡镇干部接触很少，（农）忙的时候没空，闲的时候也要出去挣钱，除非家里有事有需要的时候才会去找。乡镇干部作风好不好跟我们没多大关系，这个社会没有不贪的官，大官大贪小官小贪，这是事实，有些人想做事首先礼要到位。……国家对农民还可以，但是中央的政策到基层实施得不太好，中央的政策是一片大好，到地方上实施的效果就不好了。……农民不管政策是好是坏，没牵扯到自己的利益，都不会过问。

> y13：……国家大政策是好的，有些地方没办法，中央政策是好的，真为老百姓着想，国家大政策是好。总体来说，党的政策是好，下面的领导做得不一样。

> y12：现在地方基层都是官官相护，级级相连，国家、国

务院、党中央的政策甩在一边，有些事情不按照政策办。按照胡锦涛治国的方式，我们国家大有希望。但是到了基层，县以下就不行了。

y16：只要政府搞了的，我觉得老百姓都相信，现在（对）政府肯定都相信。

y33：现在村民对政策没什么意见，原来税费改革之前有提意见的，一般在开会的时候会提，比如有些税收太重了，但提意见的还是很少。现在老百姓的素质都还比较高，上面叫收税就收（交），比如茶叶、桑叶等要收税，老百姓都会交。村委会带着大家修桥修路，搞项目，比如养蚕桑，如果不懂的话可以问他们。

四　对医疗机构和医生的评价

y 村被调查者对医疗机构的不信任态度相比 z 村更为缓和，这主要表现在 y 村对卫生机构不满的被调查者人数要少于 z 村，但是这种对医疗费用的不满仍是普遍存在的。

y32：合作医疗推荐的那个药，一个人 10 块钱，没有住院的人到下半年退 5 块。他退的那个药价格是（外面药店的）几倍，而且是（拿）他们卖不掉的药退给我们。打个比方来说，我家 4 个人，上交 40 块，没有用（产生医疗费用）就退 20 块。那些药基本上是门诊上不用的，医院里面积压的。那个绿药膏，你（到药店）买是 1 块到 1 块 5，他（医院）开给你最低是 2 块钱。那些糖浆之类，价钱卖出来比药房里都贵多了。医院里有个小房间，合作医疗退（给参合者）的药都在这里面，（你自己）在这里面选，你想要感冒药什么的，没有，就是这个（小房间的药，你随便挑），你不要就算了，要就是这个。农村普遍的常用的感冒药搞一点给我们，搞那些糖浆给我们有什么用啊？而且也不知道是什么时候的，那个日期我们也没关心，因为我们不要那个。

y4：要控制医院，医院想从这方面得益。群众参保，要报上去。你本人要到医院查个东西，比如要查个心脏，他把你各方面都给你查，不需要（检查）的也给查，农村人也不懂，要查就查吧，三搞四搞钱花了很多。打个比方，搞（参加）合作医疗可以报销掉一点（医药费），他把那些新药开给你，价钱又高，老百姓又不懂。医院是（要监督的）重点。

y19：（在乡镇卫生院分娩）他们就是（知道）你可以顺产，你家孩子可以顺产了，（但）剖腹产手术费高，他（医院）给你动一下（剖腹产手术），你不剖腹产，你大人小孩的安全我（医院）不负责了。人家没办法，不就剖腹产了嘛，百分之八九十都剖腹产，现在都很少顺产。他们不给你机会，一般的人家生得下来他都不给机会。

y5：一般政策下来，我们把钱交上去，看政府后来是什么样子，有的生病会报多少，第一年没有（给生病的人）报销，后来就没有人投保了。……只去过镇医院，镇医院还比较好。医院不像政府，你吃药，药费里肯定有利润。利润到底有多少也没有调查过。你只能相信他，给了钱就要相信政府，你不相信怎么办呢？你吃药能不给钱？

y村的被调查者也是将对医疗机构的不信任和对基层政府的不信任联系起来，他们之所以认为"上面的好政策执行到下面就偏了"，具体原因是他们认为在新农合执行过程中医疗机构乱收费，而政府监管不力，甚至纵容医院。

　　y15：合作医疗还是好，合作医疗这样做很好。但是这个东西要巩固（监督），要防止有些人（从中获取不正当利益），现在用电脑（办公）有些事好（做）一些，现在人搞徇私舞弊的太多，比如说我们关系好就可以多报些而别人则可以少报些。现在这样的事情要好一些。乡镇上要想一些点子，想一些办法，防止这些漏洞，同样的政策都一视同仁就好。

　　y17：老百姓有苦也没得哪里讲的，老百姓毕竟是老百姓，拿工资的还是拿工资的，他们都是一伙的。

第三节　本章小结

　　结合上一章的讨论，我们要回答的第一个问题是，为什么在新农合政策实施之初，农民并不信任这项制度？从本章的分析可知，首先，政策的稳定性和一致性是制度信任的基础，但是两村都提到了过去旧农合实施的负面影响，尤其是其屡次重建失败的过程。其次，旧有的农村政策，比如农业税，主要是对农民进行索取，因此农民对政策的执行主体——"政府"的反感是很容易理解的。而新农合既与旧农合在名称上有一定联系，同时又是政府自上而下推动的一项政策，结合以往的"信任经验"，农民自然得出的是"不信任"的判断，因此倾向于采取"观望"的态度。而在观望的过程中，他们看到了新农合的实际实施效果，因此开始逐渐信任这项制度。

　　如本书的第四章所述，两村的农民对不同机构和角色的信任态度是不同的，这些信任态度背后的形成机制是什么？又对新农合产生了什么影响呢？

　　首先看村民对村干部的信任情况。从问卷调查的结果看，村民对村干部的信任态度是最确定的，同时信任感也是最高的。这是因为两村的村干部都直接面对村民，是与村民经常互动的"熟人"，同时也扮演政策执行者的角色，因此其信任逻辑是"人际信任"与"制度信任"的结合；而其他政府官员对村民而言则是抽象角色，因此是完全的"制度信任"的逻辑。从这一点来看，一方面，村干部是国家政策的宣传和执行者；另一方面，村干部又不是抽象的"政府干部"，其在农民眼中的职责和权力是有限的。我们将信任定义为"A 相信 B 会做 X"，但是村民认为新农合是"政府"执行的政策，而村干部并不是"政府干部"，他们无法控制医疗机构的行为，也无法对新农合的政策设计产生任何影响。尽管"有村干部宣传会好些"，但是政策执行好坏与村干部是没有关系的，也就是说村民对村干部的信任不会影响其对新农合的信任。

其次，从访谈来看，具体到新农合而言，农民认为基层政府干部和医生的利益是联系在一起的，并且会影响到新农合的实施。在这里，基层政府干部和医生不再是具体的人，而是抽象的角色，机构与角色是重合的，抽象为"制度信任"。农民对基层政府干部和医生形成了负面的刻板印象，比如"中央的好政策执行到下面就偏了"，"参加了新农合，医生就会多收费"。结合本书第二章对政府机构的信任的文献分析可知，政府态度和行为的稳定性、政府言行的一致性、组织透明度、政府与公众的沟通情况等都会影响民众对政府的信任。从两村的情况看，很明显，基层政府在这些方面做得不够好。

接下来需要解释的是，在对基层政府干部和医生信任度比较低的情况下，村民为什么却对新农合的制度信任比较高？这是因为，一方面，对制度执行者的评价还涉及"县级以上政府和干部"，而村民普遍对所谓的"中央政府"和"中央政策"还是比较有信心的，尤其是新农合实施之初的强力推动，使农民看到了中央政府推行这项政策的决心；另一方面，结合上一章农民对于制度预期的讨论可知，只要预期的收益大于成本，农民就会选择参合，因此尽管农民认为基层政府和医疗机构的不规范行为会使他们在新农合中的获益减少，但是绝对收益仍是存在的，因此农民仍会选择参合。

此外，就本章讨论的内容而言，y 村对于村干部的评价较 z 村更为复杂，这是因为 y 村村干部的手中有较多资源，且 y 村有更多基于村庄和村民小组的公共事务，因此 y 村的村干部与村民的利益相关性更强。虽然这并未影响村民对新农合的评价，但是却反映了两村制度环境的一个重要区别，而这一制度环境又进一步影响了农民的信任态度，这是下一章要讨论的内容。除此之外，z、y 两村的被调查者在本章分析的其他部分没有明显的区别。

第七章
制度环境的解释

回顾前两章的内容，z、y两村有很多相似性。比如，在对制度执行者的评价方面，两村是基本一致的；在对制度的预期和评价方面，两村的相似性也很强。但是与此同时，z、y两村对制度的预期又略有不同，并因此影响到制度信任的整体情况，也就是参合率。尤其从第六章的分析可知，村民对于制度执行者的信任跟村干部无关，而是从不信任医疗机构，进一步延伸到不信任基层政府对医疗机构的监管，但是对于政策的最高决策者——中央政府却有信心。

正如本书第二章所言，我们可以认为信任者对于制度的预期和信任经验都是植根于一定的制度环境中的，所以本章将从制度环境的角度尝试解释两村的相似与不同之处。

第一节　税费改革前后的中国农村环境

一　税费改革前的农村环境

在2000年税费改革以前，中国农民的赋税结构大体由税收、收费、劳务三部分构成（唐仁健，2004）。在中国的分级财政背景下，基层的社会经济事业发展资金主要来源于基层财政（县、乡）；同时由于税收政策和税率是全国统一的，而各地的经济社会发展并不平衡，因此中央政府赋予基层政府向农民收取费用的权力，而且不同的地区可以根据自身情况灵活制定收费政策（王小林，2008）。尽管这种收费政策的出台有其历史和现实原因，但是发展到20世纪90年代，这一政策的负面效应逐渐显现，最直接的表现就是农村普遍存在乱收费现象，农民负担日益沉重，甚至威胁到农村社会稳定。

z、y两村的访谈都提到了这段时期的情况。

> z村书记：这几十年变化还是很明显的，原来一亩田要交100多块钱的税，现在都免了。原来收（农业）税的时候我从秋收开始一直忙到腊月二十五，经常晚上都不睡觉。好做工作的（农户）可能去一两次（就收上税了），不好做工作的（农户）去十次都不止。……村里债务主要是原来三提五统收不起来借款上交，还有拖欠村干部工资。……有些（农户）是实在没办法的，生活比较困难，交不起（税）。

> y村老支书：那时候（的村干部）不像现在的村干部，现在的村干部快活了，又不用收税，拿的工资。大家搞什么东西，我（村干部）去一去就不错了，处理得好不好问题不大。那时候收税，闹矛盾要是（村干部）不处理好，群众就说你不把我这个问题处理好，下次收税你别想收我的了，我不给你。现在不存在这个问题了，那时候负担太重了，我都不想干了。

孙立平和郭于华曾经用"软硬兼施"来形容镇干部的收粮行为。也就是说，尽管从国家政策的层面看，基层干部被赋予了收粮的正式权力，但是在实际实施的过程中，为了完成任务，也为了不与农民发生冲突，基层干部往往首先采取温和说理和"套关系"

的方式，将"合法性"与"合情合理"联系起来（孙立平、郭于华，2000）。换一个角度来看这个问题，在税费改革之前，一方面，基层政府代表国家从农民处汲取资源，其跟农民的利益有一定的对立性；另一方面，基层政府能否完成收费、收税、收粮等"任务"，实际上取决于农民的行为，因此两者的利益又是紧密相关的。从本研究的两个案例村中也可以看到，在税费改革前，村委会和乡镇政府跟农民的关系是更为密切的。然而税费改革使这种关系发生了变化。

二 "后税费时代"

中央政府于2000年启动了农村税费制度改革，2006年全国农村全面取消农业税，在中国延续了数千年之久的"皇粮国税"终于彻底消失，同时这一改革也从根本上瓦解了基层政府随意向农民收取费用的制度基础。这次改革具有划时代的意义，众多学者将其与新中国成立初期的农村土地改革和改革开放初期的农村家庭联产承包责任制相提并论，称其为新中国成立以来的"第三次农村革命"（高培勇，2004）。税费改革最主要的结果是农民负担大大减轻，与此同时，基层政府的"收入"来源由原来来自农民的"税费"变为来自上级政府的"转移支付"，进一步地，这影响到基层政府的工作内容，以及基层的干群关系。

> z村所在镇镇长：改革后政府直接办事投资的能力差多了。过去统筹费是（由）镇政府来支配，现在这一部分钱没有了。我觉得（这）对于我们镇政府（而言）可以用"苛刻"两个字来形容，什么费都不能收，做小城镇建设最基本的配套费什么的都不能收，现在只能收个卫生费，甚至连卫生费都收不起来。再说村级债务、村办企业贷款、借农民的钱

等，现在财务锁定了，都没有钱还，这个问题非常影响稳定，农民都为这个事上访。当初交钱的都是比较老实听话的农民，没交的都是不老实不听话的。这样没交的就没交了，交了的也要不回来。你说这个问题（的）公平性哪去了？以后怎么开展工作？现在农民种田都有"转移支付"，直接打到农民个人账户上，我们也动不了。我觉得现在农民收入提高了，其实可以适当交一点的。对农民来讲这确实是一个天大的喜讯，对镇政府不好，村里也存在这样的问题，没钱什么事也干不了。

y村所在镇镇长：过去一个（工作）是收税收费，实际上原来是收费，收费在1999年取消以后，就是（收）农业税了，在2005年（实为2006年——作者注）农业税全面取消以前，我们作为基层的乡镇政府，在收税的时候，就盼望着有一天不收税就好了，我们政府的任务就轻了。……干群关系现在这几年相比2004年以前，应该有很大的改善，改善的原因第一个是（基层干部）不直接（向农民）拿钱了，原来是收钱、收费，这个我们农村有一个古话叫"找人要钱如刀割肉"。第二个是国家现在每年给老百姓粮食补贴、农机补贴，这些方面的补贴，让老百姓能受益，这个肯定（让干群关系）有很大的改善，但是老百姓对政府，对我们基层干部还有很多不满意的地方。

　　税费改革和基层政府角色的转变应该是有利于农民的，并有助于建立一种更加和谐的"基层政府—农民"关系。但是从本研究的两个案例村可以看到，"后税费时代"，在基层干部看来"工作更好做了"，但是由于资源有限，"能做的事少了"；而在村民看来，基层干部不再那么讨人嫌，但是却也可有可无了。也就是说，税费改革一方面使得农村基层的干群冲突得到缓和，但是另一方面也使两者的关系更加疏离。农民与政府之间建立了一种更消极的关系，政府仍然没有代表农民利益，农民仍然没有渠道影响政府行为，甚至由于不再收取税费，基层政府和农民之间的沟通更少，信息流动更不通畅。正如周飞舟所言，基层政府从自下而上的"汲取型"转变为与农民关系更为松散的"悬浮型"（周飞舟，2006）。

三 "服务型政府"

与税费改革的推进几乎同时进行的是，中央政府逐步提出了建设"服务型政府"的概念——十六大报告仅提出要深化行政管理体制改革，进一步转变政府职能，并没有明确提出要建设"服务型政府"；2004年3月，温家宝总理在一次讲话中指出，"我们要把政府办成一个服务型的政府，为市场主体服务，为社会服务，最终是为人民服务"；而到了2007年，"建设服务型政府"被明确写入十七大报告，并再次明确要建设"公共服务体系"，以及减少政府对微观经济运行的干涉。

税费改革也是"公共财政反哺农村"的开始，国家不仅仅通过取消税费减轻农民负担，与此同时，还通过粮种补贴等提高农民收入，并且大力发展交通、医疗、教育等农村公共事业，而新农合是其中的一项重要内容。因此，税费改革后的基层政府职责不仅仅在于"减少"了征收税费的工作，还应该包括"增加"了监管公共服务的职责。而从我们访谈的情况看，两地的基层政府官员仅仅意识到了前者，并未意识到后者。

> Z村所在镇镇长：（服务型政府）就是控制力、执行力比较差的政府。就是宣传政策、把环境搞好一点、基础设施搞好一点，就是这些工作。（基层政府）对经济无能为力，过去修个水库、清理河道、开垦荒山，要求各个村出钱出力，都办得

了的，现在不行了，都做不了了。

　　y村所在镇镇长：从这几年看来，农业税减免以后，乡镇的政府职能确实发生了很大的变化，现在按照上级要求，政府要负起责任，是为老百姓服务的（但是具体如何服务，没有解释）。

　　正因如此，在农民眼中，"中央政策好"，但是由于基层政府的监管没有达到农民预期，医疗机构无法获得农民的信任，因此农民认为是基层政府"把政策执行歪了"。

　　此外，制度环境不仅形塑制度执行者的行为，更影响到所谓的"信任文化"，z、y两村的差异正可以以此解释。

第二节　z村的情况

　　如前文所述，z村是一个相对富裕的乡村，外出打工者有90多人，没有村集体企业，村民收入差距不大。村民每户都有十几亩田，还有果园和鱼塘，再加上打工的收入，足以过上富足的生活。税费改革后，z村负债20多万元，通过卖山还了一部分，现在还有几万元债务。现在，除了财政支付的日常办公经费和专项经费外，村里没有任何收入。

一　修桥和修路

　　修桥、修路可以说是大部分农村最普遍，也是最重要的公共事务。我们可以通过z村修路事件分析其村庄文化。z村由财政完全筹资的公路修建到村口，修建村里的路还需要村里筹集一部分资金。z村是个自然村，村民之间都很熟，修路是全村受益的事情，而且从成本上说，每人交几十元钱修路，也在村民的承受范围之内，所以集体合作修路是具备有利条件的。然而尽管如此，z村修路仍遇到内部筹资的障碍，很多村民不愿意交钱。由于z村无法通过集体筹资解决资金问题，所以最后采取了一种不规范的操作方式，而这种方式又留下了话柄。

> z村书记：我们现在要修一下路，国家给了一部分（资金），我们自己还要筹集几万，但是现在就是筹集不起来，又不能找农民拿，他们也不给。原来收三提五统的时候老实的（农民）都交了，有的甚至是贷款交的，但是有的狡猾的（农民），即使家里条件很好也不交。我们也搞过一事一议，每个村民（交的钱）不超过15块，搞了两年，第一年收了3000多块钱，第二年收了2000多块钱，好多人都不交。（收的钱）都用于搞建设了，比如村口的那个桥。税费改革之后，还是有很大的问题，2005年全部取消义务工，村路、水源设施等谁来修？谁来出钱？这个都很难。现在（农民）没什么公共意识。像这些问题，我们向上面反映过，但是没有办法。你真正收钱的时候还是有人交，交了白交，不交也没有办法，修了路当初不交钱的照样走。工作要平衡，很难！我这个支部书记的确不想搞了。
>
> z6：乡镇干部、村干部有些事情做得还行，有些做得不好。有时候他们会为自己牟利，乡干部、村干部都有这种问题。县级以上干部好一点儿，越往上越能体现老百姓的利益，腐败现象比下面好一点儿，下面的情况上面管不了。这几年不交提留了情况还好一点儿，修路、做公益事业挺好。但卖山、卖土地的钱拿来修路，就他们三个人决定，虽然也是在为群众着想，但最起码要开个党员代表会吧，要服众。现在山基本上都卖了，只要有钱谁都可以买，（卖山的）钱都用在修路方

面，还了以前的旧账。以前收提留，有些家庭实在没办法交出来，镇政府就让村干部去贷款交提留，贷了（钱）就证明你有能力。没办法，村干部只好去找认识的人认（贷）3分息的贷款，现在就用卖土地的钱来还以前的贷款，还钱（后）剩下的就拿来修路。外面的柏油马路不是村里修的，是政府拿钱修的，村里出钱拉沙维修小一点儿的路。不然，大家要闹翻天的，不能让三个村干部拿着（决定）。卖山的事村里就可以决定，不需要经过镇里。前四五年还会叫上党员代表讨论，现在就他们三个说了算。老百姓就觉得只要你不卖我的土地，随你怎么卖山。村干部和村民的关系不算好，大家反映不太好，很多事情（村干部）不为群众着想。

z31：修桥的事情我也听说过，有些人也找我做过一些解释。前年荆门市拨了一部分钱给村民打井，拿到村里就（被）挪用了一部分修村口的危桥。我说这事是合理不合法，专款没有专用肯定不合法，但是这个村里底子是比较薄的，收钱也收不上来，桥又非修不可，村干部也没有办法，所以直接这么做了。有的人告他们说是钱被贪了，我想这个倒不至于，只是村干部的做法有点太简单了，也没开个村民代表会商量一下就直接这么办了，这个还是不太合适的。（卖）山的事我也听说过，村里负债挺多的，先卖了两个山，（钱）还没有到村里来就直接还了银行贷款了。现在卖第三个山，本来开村民代表会议通过了，但是后来又有一些人有意见。不过我觉得这个事还是合适的，毕竟大部分人都没意见。这些年的发展变化是富了群众，穷了集体，村部是国家建的，路是国家修的，集体没什么钱做这个。

z24：我对政府（一些干部）印象不好，他们有欺诈农民的行为，比如该发给农民的补贴，层层克扣，发到农民手中很少的。我不跟村干部说什么的，他们本身就贪，跟他们说有什么用？有一些村里的集体事业，如果村干部耐心细致做工作不会做不下来，先把村里党员干部、意见比较多的人的工作先做通，那工作没有做不通的。但是他们说："你们要交钱啊，不交钱不行啊！"这样谁愿意交钱，我就不交。具体到修桥的事，我听他们说修是修了一点点，但是是不是把钱都用到了修桥上，那就不知道了。村干部选举就是个形式，早就安排好了。你随便问一个村民，他们肯定会说都是走过场。到选举的时候，就是明说，今天要选上某个人，否则要选第二次、第三次，就这样。

二　互动与互助

为什么对村民有利的事情无法通过合作解决呢？在访谈中我们了解到，在 z 村存在很多的互动与互助。比如当地的风俗是除了婚丧嫁娶外，家里有人"逢十"过生日就要请酒，每次请酒往往要摆持续两三天的流水席，亲戚朋友都会参加，因此村民之间的互动频率非常高。村民也表示，农忙时的互相帮忙、小额借款、帮助困难户等行为经常发生。从这些情况来看，似乎村庄合作是有基础的，但是进一步访谈会发现，这些更多是基于村民个人关系的"来往"，是一对一的行为，而非所谓"集体"的合作。

z31：互助方面，改革开放前多，现在少了，从人的思想观念来看都是以个体为主了。（村民之间）来往倒是蛮多的，现在的过生日请酒之类的活动都是出于团结的需要，不介入政治，相互增进关系，是从这个角度出发的，不是像法轮功那样的。有一些互助形式村里还是具备的，比如说谁家里有困难，我们都出工帮助插秧、干干农活。

z28：要说互助还是有的，像有一家原来老婆生了好几年病，我们都会过来帮着干干活。交往挺多的，"逢十"（过）生日都请客，就是这家吃了那家吃，像我们两家这种关系礼金给50元，一般都是这样，我们（过）生日请他们一般也都是50元。现在村里有互相借贷的，我听说有借五六年的，给点利息，比信用社低多了，要签协议的。

z13：过生日大家都会（互相）帮忙，修路却没人愿意干，这是个风土人情。我们大概是在2005年修路，有一户就是不交钱，人的思想素质比较落后，思想境界不一样。这一户人家不交钱，村干部也没办法，这个（村）领导班子是个求真务实干实事的领导班子，就是不敢碰硬。（村领导班子）三年一届，如果领导硬来的话，得罪人不好办，面子上过不去。给人帮忙是风俗习惯，是私人感情，你帮我我帮你。但修路，你也走我也走，不涉及个人。

z18：帮别人盖房子那是因为我跟你关系好，是从私人利益出发。修路上的不同意见主要是各个队的人受益不均匀，不可能说自己为了大家牺牲一点儿。关键是钱，有些人就是不愿意出钱，情愿路不好走。也有人住在路边，还说我根本不从这条路上走。当然这只是少数人。

z24：像修路这种事，谁不想有条光明大道，我们山上有几万棵柑橘，一到阴天下雨都运不出去，要是有条路就好了。但是村干部工作方式有问题。现在人心涣散，没有集体经济了，也没有集体活动了，能聚集在一起的事就是打麻将。

尽管z村存在众多人际互动与互助，但是在集体事务方面，表现出与人际互动截然相反的消极与被动。

z14：我丈夫当村干部19年，什么也没有，保险没有，钱没有，基层干部是最遭罪的，操心、没好报。尤其是1998年左右的时候，村干部都是上级指定的，海选（选举）只是个形式而已。虽然是这样说，但是村干部（由国家）发工资，有些人在政治上要求进步，所以还是有人愿意干的。对于我们来说，谁当村干部无所谓，都是亲戚邻居，互相认识的，选举也会到场捧捧场。我也知道村干部不好干，所以能理解的就理解，分田到户之后各人都想着怎么赚点钱，其他的无所谓。

z18：我觉得现在人富了，思想觉悟不如以前了，就说我自己，不做亏心事，对得起自己的良心就行了。事不关己，高高挂起。……说到修路的事，如果大家都出钱我也会出，因为这种事对大家都是有好处的。要说我这个人，思想觉悟不算太高也不算太低，还可以，看其他人交不交。

z4：从来没去投诉过，觉得不是多大的事情，也知道有投诉电话，但是总觉得不是我一个人（承受），人家都可以承受，你为什么不能承受？忍着。这边选举妻子会去参加，她是村代表。村长（主任）也挺好，但是他也搞不清楚。上面有政策他说蛮好蛮好我们就参加，但是出了问题他又解决不了。

三　劣币驱逐良币的影响

z村村民在集体合作上的消极与被动在一定程度上源于过去制度实施的负面影响，同时也与村庄组织权威不足有关。过去曾有拖欠税费、集体筹资时不交钱的村民，面对这些村民，村委会基本上是无能为力的。他们拖欠的税费后来变成了村里的债务，最后通过村委会卖山还债；他们没有参与筹资修建桥和路，却可以跟大家一起使用。制度没有严格执行的后果是出现了劣币驱逐良币的效应，这些在村民那里形成了负面的信任经验，因此很难形成集体合作，同样也很难向下贯彻政策。

z27：村民现在还欠村里十几万，主要是过去没交提留的（导致的）。有的交提留，有的没交，可能是因为经济原因，也可能是（人）比较顽固，总之是没交，这样桥啊、路啊就修不起来，再让大家交钱也都不愿意交。

z6：很多人都不满意村干部的这些行为。相比收提留那时候的干部，那时候的干部还好一些。那时候要修小学的路，村里有拖拉机的就会帮忙去拉沙。现在村干部肯定不会自己掏钱修路，肯定让大家交钱，还不知道会把钱用到哪儿去。我家旁边的路不好走，村里也不出面，还是我出面让每个村民交三四十元钱把路修了，自己也好走一些。有些村民就是不交，还是我自己添了几百元钱，请的车、挖（土）机。好事不要做，做了有人说。妻子让我不要说干部的坏话。现在有些乡镇干部对群众不好，站在公正的角度，好干部也有，但很少。村干部也没有能力，他也拿不出来钱，卖山的钱是书记说了算。现在做事是钱说了算，不是劳力说了算。修路要用劳力，有些人就是不去，但他还是要走那条路，这些人你就拿他们没办法。

z19：村里以前遵纪守法的村民的费用全部交齐了，有些顽抗的人有钱就是不交，拖欠了六七千，到现在相当于六七万，这很不公平，遵纪守法的反而没有什么回报。田越多（的村民），当时欠村里钱越多，反而现在受益最多。

第三节　y村的情况

与 z 村不同的是，y 村是一个贫困的山村，资源贫乏，需要通过各种各样的扶贫项目才能获得生存和发展的机会。因此相比 z 村，y 村的基层政府掌握更多资源，跟村民的关系更密切，而 y 村的村民也更加依赖外部资源；y 村很难通过单个的家庭实现自给自足，因而有更强烈的合作需求。

一 村委会的贡献

尽管不需要收税收费了，但是 y 村村委会仍有很多事需要做。尤其 Y 县是国家级贫困县，县一级有很多扶贫资源，而资源如何分配，在很大程度上取决于下面的干部"跑项目"的能力。y 村的村主任40多岁，正是做事的年纪，而且也有做事的能力。他自己对于工作有非常明确的目标和计划，过去几年也在强力推动工作开展。尽管有的村民不认可村主任的某些做法，但是大家都不否认他在做事。

> y 村村主任：从这样一做以后，镇政府、上级、党委也看出来新的村党委还是能做一点事情，所以有很多项目有一些东西比较侧重（我们村）一些，我经常跑镇上，一个是比较近，（另一个是）镇长跟我是同班同学，有的东西好交流，公事我们在办公室说，私下我们谈心的时候也会交流。这样一来慢慢地主体的工作基本上还是走上了正轨，基本上在良性循环的状态下，现在关键还是投入得太大，个人精力投入得太大，因为村里面没有什么礼拜天，法定节假日也是不可能的事情，老百姓要办事，他不可能考虑今天是不是礼拜天。……集体观念，这个应该说没有过去那么强，没有过去强的原因我分析了一下，因为过去集体组织（让村民）比较严密地（连接）在一起的，互相之间密切相关的，什么东西都连接在一起，只不过随着土地承包制（的推行），个人之间、信贷金融各方面都松

散了，就是联系不是那么密切了，讲不好听的话，（村民）大家庭的观念也在淡化，但是总体来说，我们的公益事业、大的事情，只要有人牵头的话，真正是大家都能受益的好东西，有人组织、有人牵头还是能组织起来的。（访谈者：就是缺乏组织牵头人?）对，肯定要有人组织，没有人牵头、没有人组织就是一盘散沙，每个人都认为这个事情要干，每个人都想干，大家（相互）之间不沟通，没人牵线，没有搭桥，没有人给它整合，没有人来为他们联系这个事情，肯定也就干不成。有的中心组基本上是名存实亡，时间长了，有的地方组织的观念都很淡薄了。

y26：两个村并村以后，现在的领导班子为大家做了很多事，水利、交通都做得不错，如修黄河大桥、通车。修桥杨村长做了不少工作。原来的工作跟现在不一样，以前随便哪件实际工作拿起来就可以做，现在不行了，有能力的人才干得了。

y5：上次选举投票选的，就是杨××，工作能力还比较好。你找他反映问题，他都给你解决。具体没什么，就是做这些事。投（票选）村干部要投有相当能力的，给老百姓解决问题，要有文化，不然处理不好老百姓的问题。如果村干（部）没有能力，县政府有什么救灾款或其他什么款项，村里这种资金就少一点。现在村干（部）能力强，上面来点什么钱，对村里各方面有好处，补贴多一些。

但是也正是因为村主任掌握资源，而村里又缺乏足以服众的资源分配机制，因此相比 z 村，有更多村民对村主任表达不满。

y2：村主任能力这个东西怎么讲呢？能力我也搞不懂，村里都是这个样子。我们两个村（合）并了，我们原来那个村部也（被）卖掉，原来我们小学也（被合）并掉，那个学校也（被）卖掉了，这些东西卖掉了我们老百姓还不晓得这个钱到底搞什么用了，我们没有查过账。实事方面，我们也不用（需要）修路修桥，就是上面有一些（要求）。我们这一块（需要）搞引水工程，我也向村里提过，他们一直不搞。我们（村）在镇政府下游，我们这里的水污染特别严重，我们家洗菜全部在河沟里洗，这个水（的问题）我们向村里反映了几次了，还没解决。饮水问题没有解决，我们自己安的自来水，（天气冷的时候）一冻就没有水。洗菜洗衣服都到河里洗，镇政府的那个污水全部处理在（到）河里，这些村里都没有解决。村里引水工程应该可以解决得好的，原来我们村里有项目，引水工程也搞了两处，那个钱用掉了，现在没有水，（以前做的引水工程）全部浪费了。引水工程没办好。

y10：现在的村主任不是选的，是竞选"买卖"，竞选当中拉票，花钱啦、给酒啦、给烟啦。哪晓得当村主任有什么好处？选举过程没问题。我不是代表，也不是组长，原来干过教师，他们选我（当村主任）我没干。因为我姓王，下面（其他的）大户比较多，我讲的话做的事情都是按政策办事，有时候要得罪人，不搞（当村主任）的好，当老百姓要好。

此外，也有村民认为村主任做这些事是理所当然的，而这跟外部资源支持是有关系的。换句话说，村干部是联系外部资源和村庄内部的桥梁。

y11：对于我们来讲，谁来当村主任对下面（村里）没有多大关系（影响）。换个别的村主任，他也会办修桥修路这些事，也可以办，那些事情不办，下面也拎着不放，上面也拎着不放，他不搞不行，你不搞你下台。（旁人：上面拨了那么多钱，你总要搞一点事情。你多多少少都要搞一点，你就是不搞那么多，你总要搞一点。你一点都不搞，你不下台？上面来看，你总要有点东西。）为了他自己搞的。

二　外部的资源

由于Y县是国家级贫困县，因此以支持村民发展经济为目的的扶贫项目比较多，这是村民赖以生存和发展的重要外部资源。而有些项目正是以外部筹资作为主体，配合村民的少部分筹资进行的，这带有村庄合作的特点。

> y9（村民小组长）：我们村是镇边上的村，事务比较多，群众养的蚕桑、种的茶叶很多，这是村部筹集了一些资金重点做的，这些都是很难做的，要花钱的。在我们农村里花钱造好房子都是很难的。还有养猪啊养牛养羊啊，也都发展了不少。这个大棚蔬菜都比以前发展（多）了不少。（在）产业结构的调整上也下了一定功夫。像我们前面这些田都没有栽稻了，种了瓜了，经济效益也比较高，都是政府引导的，而且（政府）也是给一定的资金补助。具体的数字（补助额）我模糊得很，反正我知道上面给了一定的资金补助。……像我们这个河道，就是两条堰渠，解放以后就没修过，这一届就修好了。政府给了大头，我们组里筹一点，也算是通过一事一议（解决的）。我们开个会（商量说），这个事既然政府搞大头，我们自己应该要筹一点，大家就自愿筹一点，动员大家筹。镇上干部也来参加（商讨会议），村里也有（干部参加），我们村民全部参

加，就是我们组的（村民）。我们组当时一个人头出了几十块钱，那都很少很少，大家都同意。

作为国家级贫困县的村庄，y村有一些z村没有的角色，比如选派干部和包村干部，这些人都是公务员，尽管他们不在y村全职工作，但是却跟y村有长期的频繁的互动，比较了解y村的情况，因此他们可以顺畅地将政令下达，更重要的是，他们还可以带来一些资源。

> y村支书：（这一届班子任期内）盖了村部大楼，没有向农民收钱，选派干部帮我们筹钱盖的。还修了小学、黄河大桥。修桥选派干部、书记筹了大部分（资金），县政府补助一部分，农民筹了小部分。村民经过一事一议商议交钱的。几个行政村要通过这个大桥，没有桥不能过河，大家都有共识，通过村民自治章程和一事一议，大家一起议好了，凑一点钱把桥修出来，大家都是同意的。

既然有资源分配，肯定会有人不满，尤其是这些外部资源都是自上而下进行分配的。因此村民对分配公平性和资源利用效果的负面评价，形成了负面的信任经验。

> y5：县里有扶贫款，农村里（用扶贫款扶持）的项目就是茶、桑。买桑苗时，比如说3毛钱一棵，就减少1毛（由扶贫款支付），剩下的你自己给。茶叶就分茶籽给农民。这（些扶持）有好几年了，一直都有。那边山边可以把石头码起来，搞很标准的茶园，群众给（出）工，上面拨点款。只有那儿（茶园）有补贴，农民自己种的（茶）没有补贴。那个茶园也

有集体的，不过少。基本上是几家人的地连成一块，收益几家分，谁家的地谁家受益。这样，就只有这几家人才能受益，其他村民就不能受益了。这种地要成片，10亩以上就可以享受补贴。这样弄群众也有意见，毕竟上面讲今年（2007年）只有这一块（有资金补助），只有这么多资金。只能（通过）每年调剂（扩大受益面），让每个村民都能享受到（扶贫补助）很难，不满意总是存在。

y36：乡政府（干部）以往收农业税经常到我们家来，现在确实来少了。去年（2006年）搞辣椒秧，还要几分钱一棵。农技推广就是搞那个水稻推广，今年（乡干部）来过。今年搞了一次板栗嫁接，县农经委通知叫去学习五种技术，但这个事情搞了一次就没有了。我们原来上面田里搞茶叶，政府也搞了，那个茶叶现在不行了。还有原来搞了大半年，茶叶现在也不好卖，（旁人：他叫你搞这个事情，他又不组织你把这个东西销出去，搞这个事情真搞起来他又不问了。）有时候他想法是好的，（却）办成坏事，搞那个又卖不掉那就是坏事了。

y14：现在政府到这个地方来搞开发，整体上本来就是来给老百姓造福，让家里（农民）过上好日子。没想到现在一弄，就像我大哥刚才说的一个样子，把这整个地方所有的经济搞得还跌了一点。因为（我们）本来就在家靠苦力（生活）的，种田种地的，搞得现在（我们）没事干，田地全部卖光了。政府又没有为老百姓解决就业的问题，他只是做行政区，又没有做商业区，又没有做工业区，所以说对老百姓的利益（作用）是很小的。在目前来看，以后的利益是谁（获得）都看不见的，这个东西（获得收入）还要靠个人。

三 修桥与修路

与 z 村一样，y 村也有很多基础设施建设需要村庄内部合作解决，比如修桥和修路。从村民描述的数量看，y 村修桥修路的数量是多于 z 村的，而 y 村的村民经济条件更差，因此相对成本会更高。但是其呈现的却是跟 z 村截然相反的结果——我们访谈了很多村民，自发的修桥修路事件，全部都是顺利实施。

y 村老支书：修桥修路都是群众自发的多，比如修路到那边去，那边的人要受益，他们联合都提要钱。村干部起的作用就是协调关系，如修路时要占私人的地，村里就找组长协调，互相之间用私人交情来协商。村里规划几条路，上面给点材料费，比例不大，比如炸药（购买费用由上面拨），剩下的（资金）自筹。按照人口分，比如有四个组，就这四个组的组长来商讨，每个组摊多少钱由组长到各户去收齐。村民都同意（交钱）。这是修组里的路，产生矛盾的时候，村里也会协调。

y25：黄河大桥的修建，一户集 200 块钱。村民集资的钱占全部修桥费用的 1/7。通过这座桥的 5 个组都要集资，因为都要过这个桥，是受益组。

y31：建学校，（资金）是希望工程投资一部分，地方配套一部分，地方上有条件的人也自发捐了一些。修路是大家集资，集体来修，征钱的情况还算好，因为这是他自己受益的事情。当然也有矛盾，总有极个别比较顽固的人。

y5：有的时候出钱，有的时候出劳力，像我们湾子有那么一条路，每家出一点钱把路坝砌一下。有的户资源多的就多给一点儿，五保户的就不要出钱，（怎么集资）也不是组长定的，老百姓到一块儿大家商量。路只修到拐弯（处），是柏油的，我们找陶湾（的）要的一点柏油，自己筹了一点钱修了这一点点。筹了多少钱我忘了。这个路如果不铺柏油，雨一冲这个路就被冲了，陶湾（的人）就不好出来了。这个事情难搞，我们找他们要了一点柏油他们就给了，现在这个路也好管理了，雨冲不了路了。

y11：路修好了，都是（村民）自己解决（的资金）。主要是他们村民找组长搞的，我们组只修了这一条路。上面没有出钱，大桥都是我们自己出钱的，上面都没有给钱。我们一家当时光大桥（就）出了2000多块，一起修的是（有）30多户，（共筹集）3万多块钱，我们还出了工，筹的现金和出工折算成现金合计有4万块钱的样子。大家都愿意出。当时（修路）的过程，就是大家都讲这一片没有路，我们原来搞水泥从那边那个屋里过来，过来有河，也不好走。大家开几次会，就讲修路吧。修路一家出多少，先把大桥修起来，大桥修好了以后，搞这个路。也是组里村民大家一起同意（决定），光是组长（决定）也不行。先是就在一起谈谈，愿意修大家就修一修。这些修路用的材料承包给那些小包工头，钱是组长收，他不会动这些钱，他自己也要搞。村干部没有干预，你要有什么不好（解决）的事情找他协调，（比如）田地协调，大部分都是组里自己协商。

也就是说，跟 z 村完全不同的是，y 村村民的互助合作意识很强，这不是基于个人之间的互动和互助，而是集体的合作。

y 村也提到了税费时代不交税的经历，但是跟 z 村不同的是，y 村是一个村民小组发起的集体抵制交税行为，而不是像 z 村的个人行为，也就是说 y 村是一种"合作"的抵制，而且这次抵制最后以罚款结束。从这一点看，y 村的制度执行力要优于 z 村。

y2：（过去）组长也一家一户去收农业税。我们组也搞过一次（集体）不交农业税（的抵制行动），派出所来（人）了，还罚了（我们的）款，若还不交，一年（就要）罚500块钱；带了法庭的人来了，你（还）没交，另外（再）罚你钱，（多）罚你100，等于说要交（罚）600。

第四节　本章小结

从整个大的环境来看，中国的农村政策一直都是自上而下实施的，并没有留给农民参与的空间。在税费改革前，尽管基层政府和农民利益相关、关系密切，但是由于当时是政府向农民"汲取"资源的政策，因而基层政府与农民之间的利益关系是对立的；而在税费改革后，尽管基层政府与农民的关系在缓和，但是其利益关系却由于税费的撤销而变得淡漠。在新农合实施初期出现的农民不信任制度的情况，恰恰凸显了之前的利益冲突和利益关系的淡漠所带来的负面信任经验。新农合是一个特例，因为在制度实施之初，行政推动力很强，参合率是衡量政绩的重要指标。在农民"自愿"参合的要求下，基层政府与农民的利益重新联系起来。但是这种自上而下的制度模式没有改变，农民除了"参合"之外没有其他跟基层政府利益相关的途径，况且"参合"还是在中央强力推动政策实施下的间接相关。因此这种有限的利益相关对基层政府的作用自然也是有限的。

此外，两村的信任文化亦有不同。

z村由于土地肥沃、资源丰富，农民依靠自己就可以实现温饱，因此对政府和外界都依赖较少。长期以来，政府扮演的是"索取者"的角色，而村干部则是这一抽象角色的具体化，在税费改革之前村干部跟农民的利益也是对立的。因此大多数村民希望摆脱束缚，自我发展，"合作"的需求也没那么强烈。他们倾向于认同"个人主义"的价值观，这种文化更强调个人理性，而信任也建立在理性分析的基础上。集体或组织在力量非常弱的时候，不仅无法保护成员个人利益，对成员个人的约束力也是非常有限的。因此，将个人利益凌驾于集体利益之上的行为就会更容易出现，如同z村修桥修路和交税费时，总有人不履行自己的义务，这就使得制度的稳定性遭到破坏，进一步影响到由制度稳定性带来的社会信任，最终增加了所有制度的执行成本。

y村是一个贫困县的山村，无论基层政府还是农民都需要外界的支持才能生存和发展。因此基层政府不仅是"汲取者"，还是外部资源的分配者，农民跟政府的利益关系更加密切，在村庄内部，农民也有更多合作需求。相比z村的"个人主义"，y村更认同"发展主义"的价值观。发展必须要合作，而合作的基础是信任，因此y村有较高的信任度，较少有因个人利益反对合作的行为。反映在新农合上，则不仅表现为y村的参合率更高、动员更容易，还表现为y村的村民没有花费很多的时间、精力具体了解制度，表现出一定的"非理性"。

因此上述制度环境对个体信任倾向性的影响路径可以用"利益关系"来概括——因为农民与基层政府的利益关系是疏离的，所以农民对基层政府不信任；因为z村内部没有形成利益共同体，所以整体信任度低；因为y村内部的利益共同体意识较强，所以整体信任度较高，更容易达成合作，也更容易建立信任。

第八章
结论：新农合制度信任的形成过程

当我们讨论中国农村的制度信任的时候，应该特别意识到其所嵌入的社会环境——所有制度都是自上而下地实施，农民在这些正式制度实施的过程中几乎是没有参与空间的。但是新农合给了农民一个机会——尽管农民仍无法实质性地参与决策，但是他们却可以选择用"不参合"来表明他们的态度。事实上，他们也是这么做的。新农合实施之初，较低的参合率和艰难的动员过程充分说明了农民对制度的不信任。然而此时的信任态度所针对的却并不是新农合，而是之前实施的制度使农民形成了负面的信任经验，这些经验带来了信任惯性。然而在之后的新农合实施过程中，农民亲眼见证了效果，因此开始逐渐信任这项制度。这是一个制度信任的过程，是在制度实施过程中，信任主体不断更新自己的信任经验，再通过理性分析转变信任态度的过程。然而本项研究不仅展示这一过程，还展示一项制度从制度环境到信任对象的分析和判断，再到信任态度和行为改变的过程。这个过程是从宏观分析到微观分析的桥梁，也是本书尝试分析的重点所在。

通过两个村的新农合案例，我们至少可以从以下几个方面与已有的信任研究进行对话。

一　作为理性分析结果的制度信任

本研究的两个村的案例证明，理性分析是制度信任的核心。正如信任的最基本的定义——A 相信 B 会做有利于自己的事情 X，并在此种判断下行为。因此 X 对自己有利是信任者 A 冒险采取信任行为的主要动力。那么怎么判断 X 是否对自己有利，以及是否会发生呢？科尔曼的理性分析论认为信任者会综合分析信任行为的成本（L）、信任行为的收益（G），以及信任对象的守信概率（P）来判断是否应该付诸信任行为。科尔曼甚至进一步将其具体化为一个公式：在委托人做出信任（或不信任）决策之前会首先比较 P/1 – P 和 L/G，如果 P/1 – P > L/G，即成功的概率与失败的概率之比大于可能的损失与可能的收获之比，委托人会采取信任行动；反之则采取不信任行动（科尔曼，1992）。

在本研究的案例中，我们曾经困惑为什么在信任者（农民）对于制度执行者（政府和医疗机构）的信任度非常有限的情况下，仍选择信任制度（参合），如果将其带入科尔曼的公式便很容易理解。在新农合中，农民缴纳的参合费是信任成本（L），有可能从中报销的费用是信任收益（G），新农合报销的发生概率，以及政府和医疗机构是否能有效执行制度是信任对象的守信概率（P）。

其中 L 的值很小，每人每年 20 元的缴费标准，而 G 的值却有可能很大，从以往报销的情况看，几千、几万都是有可能的，因此 L/G 的值会很小。尤其是在农民的收入处于刚能满足温饱，却无法抵御疾病风险的情况下，农民对新农合报销 G 的刚性需求非常强烈。

再看 P 的情况，特别需要指出的是，此处的 P 是信任者获得 G 的概率，因此它又有两层含义：一是信任事件发生的概率，具体到新农合，就是农民生病住院的概率（P1）；二是信任事件发生后，信任对象的守信概率，也就是农民生病后按照制度规定获得医疗费报销的概率（P2）。也就是说，P 实际上是 P1 和 P2 的叠加。从访谈的情况来看，农民认为疾病风险的发生概率（P1）还是很大的；而在医疗费报销方面，农民认为医疗机构通过开大处方、卖贵药等剥夺了部分本应属于参合农民的利益，而基层政府在放纵这种行为，也就是说制度执行者的守信概率（P2）并不高。尽管如此，农民仍能从中得到多于成本的收益，也就是说 $P/1 - P > L/G$。

因此通过理性分析可以解释为什么农民会信任这项制度，但是却不能解释为什么农民一开始不信任这项制度。这是信任经验需要解释的内容。

二 作为信任经验结果的制度信任

从本文的分析可以看到，在制度实施之初，对制度执行者的信任并不是建立在现有信息的基础上，而主要是基于对以往制度执行者的行为的判断，也就是说是信任经验的结果。需要指出的是，本文在案例中分析的信任经验并不是吉登斯等人所关注的孩提时代所形成的、基于个人经历所独有的个体信任倾向性，而是指基于信任对象过去的行为所形成的"刻板印象"（Williams，2001）。基于本文的分析可以理解，正是这些负面的刻板印象造成了农民最初对制度的不信任。

而之所以公众对政府的信任度不高，两者的利益关系是一个核心解释因素。以往的研究认为，政府作为公众的代理人，其与公众的利益相关性决定了政府的行为，也决定了公众是否信任政府（哈丁，2004）。但是从本文的案例可知，一方面，过去收税收费的政府角色是跟农民的利益对立的，这些经历自然导向农民对基层政府的负面信任态度；另一方面，农民认为政府与医疗机构的利益相关性很大，而这也正是农民认为基层政府对医疗机构监管不力，从而不信任政府的主要原因。

此外，政府的具体行为也会影响到公众的信任判断，比如政府态度和行为的稳定性、政府言行的一致性（杨文兵，2006）、组织透明度（什托姆普卡，2005）、政府与公众的沟通情况（哈丁，2004）等。从本研究的访谈中可知，旧农合屡次重建失败的经历正是制度稳定性的负面影响；而新农合实施之初，政府多种方式的动员、宣传则在一定程度上有助于更新信任经验，重建制度信任。

三 作为制度环境结果的制度信任

正如沃伦（2004）所认为的，一个国家的整体信任度跟政体和民主程度有关系。那么政体和民主程度又是如何具体影响个体的信任态度的呢？从本研究来看，沿着上文对信任经验的分析，其解释路径是"利益关系"。在信任关系中，当信任双方利益密切相关，或者说彼此互为委托人和受托人的时候，信任关系是最稳定的（科尔曼，1992）。但是从整个中国的大环境看，农民与基层政府过去是对立的利益关系，现在是疏离的利益关系，这是农民不信任基层政府的核心原因。也就是说，当一个国家的制度安排将基层政府和民众的利益密切联系在一起，且这种利益是正向的时候，更有利于建立民众对政府的信任，反之亦然。

除了政治制度外，在以往的信任研究中，"信任文化"也是一个重要的研究视角。在福山看来，个体的信任倾向性是嵌入文化中的，信任是一种"文化遗传"，类似于基因，个体倾向于信任还是不信任"外人"，早已植根于其民族文化中（福山，2001）。后来中国的信任文化研究有很多是跟福山的对话，尽管这些研究中不乏驳斥福山者，但是其基本前提还是立足在"文化遗传"上。然而从本研究来看，同处于中国中部的两个村庄，其信任文化亦是不同的，而从信任文化到整体信任度的解释路径，仍是"利益共同体"。

从前面的分析可知，z 村的村庄内部呈现原子化状态，不仅村民跟政府之间是利益疏离的关系，村庄内部也没有形成利益共同体，其结果就是"个人主义"盛行，"合作"无法实现。而在这种环境中，信任只能基于个人理性，个人会尽量多地收集信息，更为谨慎地付出信任。利益共同体的程度比较低的村庄，信任度也会更低，制度执行的成本会更高；而由于利益共同体的程度低，其对成员的约束也会更弱，这会进一步导致因个人利益损害集体利益的行为，从而进一步增加制度执行的成本。因此这样的村庄更容易进入"信任度低—制度无法有效实施"的恶性循环。相对而言，y 村的资源匮乏以及对外部资源与合作的依赖，反而使村民之间、村民与基层政府之间具有一定程度的利益联系。因此，相比 z 村的"个人主义"，y 村更倾向于"发展主义"——y 村的团结程度更高，村民互相之间的依赖性更强，村庄内部的合作经常发生。这使得 y 村的整体信任程度较高，或者说由于合作而产生了更多的信任。"利益共同体—合作—信任"之间在一定程度是良性循环。

最后还需要指出的是，无论 z 村的"个人主义"还是 y 村的"发展主义"，固然跟其自然环境有很大关系，但是也不乏外部正式制度的影响。z 村单纯"汲取型"的外部政策是村庄内部原子化的重要原因；而 y 村一直以来的外部资源的支持，尤其是外部资源与村庄合作的结合，使得村庄更为团结，信任度也更高。

四　从过程的角度理解信任

到此为止，本书以两个村庄的新农合实施为例，对其制度信任进行了多角度的梳理。本项研究并没有理论突破，而是尝试以多种理论视角对制度信任进行多方面的解释，最终从"过程"的角度将这些理论解释连接起来。

制度信任的形成过程可以总结为图 8 - 1。对比图 8 - 1 和图

2-2，本书的分析对于原有分析框架的发展在于以下几点。

（1）影响制度信任的核心因素是信任者基于成本—收益，以及对制度执行者守信概率的理性分析，也就是说制度信任首先是理性行为。

（2）信任者对制度执行者的守信概率的判断是基于以往的信任经验。

（3）理性分析需要收集信息，而理性的程度，或者说收集信息的程度取决于信任者原有的信任倾向性，即信任文化。信任倾向性高则倾向于更少收集信息，更容易信任制度；反之则会收集更多信息，较难建立制度信任。

（4）连接制度环境与个体信任态度的是利益共同体和利益关系。信任者和制度执行者的利益相关性越高，且是正向相关，则越容易建立对制度执行者的信任；而在一个特定的社会（或社区、组织）中，如果内部成员的利益共同体意识越高，那么这个社会（或社区、组织）的整体信任度就越高。

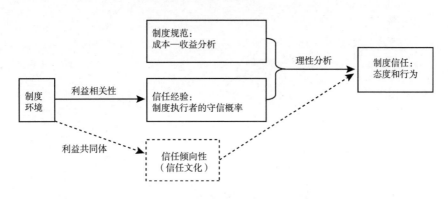

图 8-1　制度信任的过程总结

综上，本书通过"制度信任的过程"将信任研究的信任文化、关系嵌入、理性分析、信任经验四个主要视角联系起来。制度信任不仅是个体的理性分析过程，同时也是一个从宏观环境到微观行为的过程，连接这个过程的桥梁是信任者的内部成员之间，以及信任者与制度执行者的"利益关系"，具体而言就是利益共同体和利益相关性。

本研究是以新农合的制度信任为例的研究，但是研究的结果也可以推广到其他自上而下执行的正式制度。如本书开篇所言，制度信任是一个社会的稳定机制，是社会正常运行的基础。而在中国目前信任危机日益严重的情况下，若要从制度环境的角度改善信任，则要建立"利益关系"。也就是说，一方面，要建立公众与制度执行者，尤其是公众和政府机构之间的利益关系，当双方利益紧密相关时，制度执行者就会尽力履行公众代理人的义务，信任关系则更容易建立；另一方面，要在社会内部建立各种各样的信任共同体（比如社区、行业协会），以此保护成员的利益，同时也约束成员的行为，稳定的期待由此产生，社会信任由此成长，制度信任也更容易建立。只有这样，整个社会才会形成良性的信任循环！

参考文献

阿马蒂亚·森：《以自由看待发展》，任赜、于真译，北京：中国人民大学出版社，2002。

埃米尔·迪尔凯姆：《自杀论》，冯韵文译，北京：商务印书馆，1996。

艾尔·巴比：《社会研究方法》，邱泽奇译，北京：华夏出版社，2005。

安东尼·吉登斯：《现代性与自我认同》，赵旭东、方文、王铭铭译，北京：三联书店，1998。

B. 巴伯：《信任的逻辑与限度》，年斌等译，福州：福建人民出版社，1989。

彼得·欧伯恩德等：《卫生经济学与卫生政策》，钟诚译，太原：山西经济出版社，2007。

彼得·什托姆普卡：《信任：一种社会学理论》，程胜利译，北京：中华书局，2005。

别海涛：《政策的稳定连续对新型农村合作医疗制度的影响》，《理论导刊》2006 年第 5 期。

CNKI：《信任的学术关注度》, trend. cnki. net, 2007.

陈锡文：《中国农村经济体制变革和农村卫生事业的发展》，

《中国卫生经济》2001年第1期。

程倩:《政府信任关系:概念、现状与重构》,《探索》2004年第3期。

道格拉斯·诺斯:《制度、制度变迁与经济绩效》,刘守英译,上海:三联书店,1994。

邓大松、杨红燕:《新型农村合作医疗利益相关主体行为分析》,《中国卫生经济》2004年第8期。

迪戈·甘姆贝塔:《我们能信任信任吗?》,载郑也夫编《信任:合作关系的建立与破坏》,杨玉明、皮子林等译,北京:中国城市出版社,2003。

杜鹰:《关于农村医疗体制改革的几点看法》,载《中国农村卫生改革与发展研讨会论文集》(非出版物),北京:卫生部卫生经济研究所、英国国家发展研究院,2000。

房莉杰、Gerald Bloom:《效益、合法性与农村乡镇卫生院绩效》,《调研世界》2007年第11期。

F. D. 沃林斯基:《健康社会学》,孙牧虹等译,北京:社会科学文献出版社,1999。

费孝通:《乡土中国 生育制度》,北京:北京大学出版社,1998。

冯仕政:《我国当前的信任危机与社会安全》,《中国人民大学学报》2004年第2期。

弗朗西斯·福山:《信任:社会美德与创造经济繁荣》,彭志华译,海口:海南出版社,2001。

高培勇:《中国税费改革问题研究》,北京:经济科学出版社,2004。

葛延风、贡森等:《中国医改:问题、根源、出路》,北京:中国发展出版社,2007。

顾昕、高梦涛等：《诊断与处方：直面中国医疗体制改革》，北京：社会科学文献出版社，2006。

国务院研究室课题组：《农村合作医疗保健制度研究》，北京：北京医科大学和中国协和医科大学联合出版社，1994。

韩俊、罗丹等：《中国农村卫生调查》，上海：上海远东出版社，2007。

何增科等：《城乡公民参与和政治合法性》，北京：中央编译出版社，2007。

贺雪峰：《乡村治理的社会基础》，北京：中国社会科学出版社，2003。

贺雪峰：《新乡土中国》，桂林：广西师范大学出版社，2003。

洪大用：《机遇与风险——当前中国的社会政策议程》，《学术界》2004年第2期。

胡荣：《农民上访与政治信任的流失》，《社会学研究》2007年第3期。

景天魁：《围绕农民健康问题：政府、市场、社会的互动》，《河北学刊》2006年第4期。

景天魁：《中国社会保障的理念基础》，《吉林大学社会科学学报》2003年第3期。

柯武钢、史漫飞：《制度经济学：社会秩序与公共政策》，韩朝华译，北京：商务印书馆，2000。

李卫平：《中国农村健康保障的选择》，北京：中国财政经济出版社，2002。

李伟民：《红包、信任与制度》，《中山大学学报》2005年第5期。

李伟民、梁玉成：《特殊信任与普遍信任：中国人信任的结构与特征》，载郑也夫、彭泗清等著《中国社会中的信任》，北京：

中国城市出版社，2003。

刘克军、范文胜：《对两县 90 年代合作医疗兴衰的分析》，《中国卫生经济》2002 年第 6 期。

刘少杰：《国外社会学理论》，北京：高等教育出版社，2006。

刘少杰：《后现代西方社会学理论》，北京：社会科学文献出版社，2002。

刘远立、饶克勤、胡善联：《中国农村健康保障问题不容忽视》，《中国卫生经济》2002 年第 4 期。

罗伯特·D. 帕特南：《使民主运转起来》，王列、赖海榕译，南昌：江西人民出版社，2001。

罗伯特·E. 斯泰克：《个案研究》，载诺曼·K. 邓津、伊冯娜·S. 林肯主编《定性研究：策略与艺术》，风笑天等译，重庆：重庆大学出版社，2006。

罗家德：《社会网分析讲义》，北京：社会科学文献出版社，2005。

罗家德、叶勇助：《中国人的信任游戏》，北京：社会科学文献出版社，2007。

罗平汉：《农村人民公社史》，福州：福建人民出版社，2003。

罗素·哈丁：《我们要信任政府吗?》，载马克·E. 沃伦编《民主与信任》，吴辉译，北京：华夏出版社，2004。

罗天莹、雷洪：《信任，在患者和医生之间》，《社会》2002 年第 1 期。

马得勇：《政治信任及其起源——对亚洲 8 个国家和地区的比较研究》，《经济社会体制比较》2007 年第 5 期。

马克·E. 沃伦：《民主与信任》，吴辉译，北京：华夏出版社，2004。

马克斯·韦伯：《经济与社会》（上、下卷），林荣远译，北京：商务印书馆，1997。

马戎：《中国乡镇组织变迁研究》，北京：华夏出版社，2000。

毛正中、蒋家林：《新型农村合作医疗制度的特征及目前面临的挑战》，《中国卫生经济》2005 年第 1 期。

尼克拉斯·卢曼：《信任》，瞿铁鹏、李强译，上海：上海人民出版社，2005。

彭泗清：《关系与信任：中国人人际信任的一项本土研究》，载郑也夫、彭泗清等著《中国社会中的信任》，北京：中国城市出版社，2003c。

彭泗清：《我凭什么信任你——当前的信任危机与对策》，载郑也夫、彭泗清等著《中国社会中的信任》，北京：中国城市出版社，2003a。

彭泗清：《信任的建立机制：关系运作与法律手段》，载郑也夫、彭泗清等著《中国社会中的信任》，北京：中国城市出版社，2003b。

秦晖：《农民中国：历史反思与现实选择》，郑州：河南人民出版社，2003。

青木昌彦：《比较制度分析》，周黎安译，上海：上海远东出版社，2001。

舍曼·富兰德、艾伦·C.古德曼：《卫生经济学》（第三版），王健、孟庆跃译，北京：中国人民大学出版社，2004。

盛洪：《现代制度经济学》（上、下卷），北京：北京大学出版社，2003。

世界银行：《1993 年世界发展报告：投资于健康》，北京：中国财政经济出版社，1993。

孙立平：《"过程—事件分析"与当代中国国家—农民关系的实践形态》，载清华大学社会学系主编《清华社会学评论（特辑）》，厦门：鹭江出版社，2000。

孙立平、郭于华:《"软硬兼施":正式权力非正式运作的过程分析》,载清华大学社会学系主编《清华社会学评论(特辑)》,厦门:鹭江出版社,2000。

唐仁健:《"皇粮国税"的终结》,北京:中国财政经济出版社,2004。

王飞雪、山岸俊男:《信任的中、日、美比较研究》,载郑也夫、彭泗清等著《中国社会中的信任》,北京:中国城市出版社,2003。

王红漫:《大国卫生之难——中国农村医疗卫生现状与制度改革探讨》,北京:北京大学出版社,2004。

王虎峰:《解读中国医改》,北京:中国劳动社会保障出版社,2008。

王禄生:《农村合作医疗发展、现状与挑战》,载中国社会科学院农村发展研究所编《2003~2004中国农村经济形势分析与预测》,北京:社会科学文献出版社,2004。

王绍光:《中国公共政策议程设置的模式》,《中国社会科学》2006年第5期。

王绍光、刘欣:《信任的基础:一种理性的解释》,载郑也夫、彭泗清等著《中国社会中的信任》,北京:中国城市出版社,2003。

王小林:《结构转型中的农村公共服务与公共财政政策》,北京:中国发展出版社,2008。

王枝茂:《山西新型农村合作医疗制度模式选择》,《太原科技大学学报》2006年第4期。

威廉·费尔丁·奥格本:《社会变迁——关于文化和先天的本质》,王晓毅、陈育国译,杭州:浙江人民出版社,1989。

威廉·科克汉姆:《医学社会学》,杨辉等译,北京:华夏出版社,2000。

卫生部农村卫生管理司:《新型农村合作医疗管理指南》

（2007 版）（非出版物），北京：卫生部，2007。

卫生部农村卫生管理司：《新型农村合作医疗培训讲义（2005版）》（非出版物），北京：卫生部，2005。

卫生部农村卫生管理司：《新型农村合作医疗信息统计手册》（2007 版）（非出版物），北京：卫生部，2008。

卫生部统计信息中心：《中国卫生服务调查研究：第三次国家卫生服务调查分析报告》，北京：中国协和医科大学出版社，2004。

温铁军：《"三农"问题与农村医疗制度》，《市场与人口分析》2005 年第 2 期。

吴明：《农村新型合作医疗制度的政策分析》，载卫生部统计信息中心编《卫生改革专题调查研究——第三次国家卫生服务调查社会学评估报告》，北京：中国协和医科大学出版社，2004。

新型农村合作医疗试点评估组：《发展中的中国新型农村合作医疗——新型农村合作医疗试点工作评估报告》，北京：人民卫生出版社，2006。

杨文兵：《经济学视野中的政府诚信缺失探析》，《商业研究》2006 年第 21 期。

袁方：《社会研究方法教程》，北京：北京大学出版社，1997。

詹姆斯·科尔曼：《社会理论的基础（上）》，邓方译，北京：社会科学文献出版社，1992。

张静：《基层政权——乡村制度诸问题》，杭州：浙江人民出版社，2000。

张静：《信任问题》，《社会学研究》1997 年第 3 期。

张维迎：《信息、信任与法律》，北京：三联书店，2003。

张永宏：《组织社会学的新制度主义学派》，上海：上海人民出版社，2007。

郑杭生：《社会三大部门协调与和谐社会建设——一种社会学

分析》,《中国特色社会主义研究》2006 年第 1 期。

郑杭生:《社会学概论新修》,北京:中国人民大学出版社,1994。

郑杭生、杨敏:《社会实践结构性巨变下的社会矛盾》,《探索与争鸣》2006 年第 10 期。

郑也夫:《信任:合作关系的建立与破坏》,杨玉明、皮子林等译,北京:中国城市出版社,2003。

郑也夫:《信任论》,北京:中国广播电视出版社,2001。

周飞舟:《从"汲取型"政权到"悬浮型"政权——税费改革对国家与农民关系之影响》,《社会学研究》2006 年第 3 期。

周其仁:《产权与制度变迁——中国改革的经验研究》,北京:北京大学出版社,2004。

周雪光:《西方社会学关于中国组织与制度变迁研究状况述评》,《社会学研究》1999 年第 4 期。

周雪光:《组织社会学十讲》,北京:社会科学文献出版社,2003。

朱玲:《乡村医疗保险和医疗救助》,《金融研究》2000 年第 5 期。

Axelrod, R., 1984, *The Evolution of Cooperation*, New York: Basic Books.

Deutsch Morton, 1958, "Trust and Suspicion", *The Journal of Conflict Resolution*, 4.

Granovetter Mark, 1985, "Economic Action and Social Structure: The Problem of Embeddedness", *The American Journal of Sociology*, 91 pp. 481 – 510.

Hsiao William, 1997, "Revenue Sources and Collection Modalities-A Background Paper and Introduction to the Case Studies", In *EDI/World Bank Flagship Course on Health Sector Reform Sustainable Financing*, Washington D. C. : World Bank.

Michele Williams, 2001, "In Whom We Trust: Group Membership as an Affective Context for Trust Development", *The Academy of Management Review*, 3.

M. Brinton & V. Nee, 1998, *The New Institutionalism in Sociology*, Stanford University Press.

M. Parsons, 1995, *Public Policy*, London: Edward Elgar Publishing Limited.

Niklas Luhmann, 1994, *Risk: A Sociological Theory*, New York: Aldine de Gruyter.

Oliver E. Williamson, 1993, "Calculativeness, Trust, and Economic Organization", *Journal of Law and Economics*, 1.

P. Gottret & G. Schieber, 2006, *Health Financing Revisited*, Washington D. C. : World Bank.

Richard H. Conviser, 1973, "Toward a Theory of Interpersonal Trust", *The Pacific Sociological Review*, 3.

Richard Scott, 1995, *Institutions and Organizations*, Thousand Oaks.

Shapiro, Susan P. , 1987, "The Social Control of Impersonal Trust", *The American Journal of Sociology*, 3.

Tianjian Shi, 2001, "Cultural Values and Political Trust: A Comparison of the People's Republic of China and Taiwan", *Comparative Politics*, 4.

Todd R. Porteand LaDaniel S. Metlay, 1996, "Hazards and Institutional Trustworthiness: Facing a Deficit of Trust", *Public Administration Review*, 4.

Zuker, L. , 1986, "Production of Trust: Institutional Sources of Economic Structure", *Research in Organizational Behavior*, 8.

后　记

　　博士毕业到现在已经快六年了，其间我一直想把博士论文整理出版，但总是因为各种各样的事情而耽搁下来。直到来到伦敦政治经济学院做访问学者，我才静下心来把论文重新修改了一遍。六年后重读博士论文，才真切地感受到了自己的成长。更重要的是，那些青涩的文字又将自己带回了那段青葱岁月……

　　感谢我的导师，中国人民大学社会学系的洪大用教授。我认识洪老师已经十三年了。前段时间我带学生做田野调查时，想起洪老师第一次带我做田野调查的情形，那时候的洪老师比我现在还年轻。硕士刚入学的时候，洪老师先让我做三件事：写一篇文献综述、翻译一些专业文章、做田野调查。当我把文献综述交给洪老师看过后，洪老师跟我说，即使做文献综述也要"以我为主"。当时我懵懵懂懂，只是觉得这句话好像很深刻，后来越来越明白，这句话，以及当时的专业训练是多么的重要。跟洪老师读书的七年基本上形塑了我的研究思路，甚至思考问题的方式。

　　特别感谢中国人民大学社会学系的李路路老师和刘少杰老师，两位老师分别在方法论、理论方面的指导让我获益匪浅。

　　写博士论文的那段时间尽管辛苦，但是并不枯燥，做田野调查时候的满地油菜花和冉冉升起的炊烟仍历历在目，现在似乎还能闻到泥土的香味，也似乎还能感觉到原来的同事们对卫生政策侃侃而谈的热情。感谢那段时间陪伴我的好友及同事——赵翅雯博士（目前在世界卫生组织）、石光博士（目前在卫计委法制与监督司）、田晓晓（目前在卫计委法制与监督司）、杨洪伟（目前任卫计委卫生发展研究中心主任）、王云屏、顾雪非、肖月，以及我的师妹杨腊。

　　写博士论文的过程是一个思想转变的过程，我很庆幸自己认真经历了这个过程，这是我读博的最重要的收获，而非"博士"这个学位。一位前辈跟我说，写博士论文就是一个练习。今天看当时的论文，确实是这样的感觉。六年后的今天，我在修改论文的过程中没有再增加理论和调查资料，而只是对原文的叙述顺序做了些调整，对最后的结论做了些修正。算是以此作为青春的纪念吧！

　　如今我已经在中国社会科学院工作，我很庆幸自己选择了社会政策这个研究领域，我更庆幸中国社会科学院社会学研究所接纳了我。社会学研究所的文化让我深切感受到作为一个学者的使命，明白了学者的社会责任感是多么重要！在我的"老板"王春光研究员的带领下，我们的研究团队充实而快乐地工作着。无论是学术水平还是对待学术的态度，王老师都是值得尊敬和学习的。我这几年的成长离不开王老师的指导，更离不开他的支持与包容。当然，也离不开跟我互相"拍砖"的可爱的同事们——王晶、梁晨、李振刚、张文博……

　　还要感谢社会科学文献出版社的童根兴编辑，他一遍遍不厌其烦地催我交书稿，感谢其认真和专业地校对书稿，我们几年来的合作非常愉快。

　　本书献给我的父母、女儿、老公，没有他们的支持我不可能做我喜欢的事，家庭幸福是我工作的最大动力。快乐工作，快乐生活，做一个对社会有用的人——这是我告诉女儿的话，我希望这是她眼中的我！

图书在版编目（CIP）数据

新型农村合作医疗制度信任的形成过程/房莉杰著.—北京：
社会科学文献出版社，2014.12
（当代中国社会变迁研究文库）
ISBN 978 - 7 - 5097 - 6498 - 5

Ⅰ.①新…　Ⅱ.①房…　Ⅲ.①农村 - 合作医疗 - 医疗保健
制度 - 研究 - 中国　Ⅳ.①R197.1

中国版本图书馆 CIP 数据核字（2014）第 216444 号

·当代中国社会变迁研究文库·
新型农村合作医疗制度信任的形成过程

著　　者/房莉杰

出 版 人/谢寿光
项目统筹/童根兴
责任编辑/任晓霞

出　　版/社会科学文献出版社·社会政法分社（010）59367156
　　　　　地址：北京市北三环中路甲29号院华龙大厦　邮编：100029
　　　　　网址：www.ssap.com.cn
发　　行/市场营销中心（010）59367081　59367090
　　　　　读者服务中心（010）59367028
印　　装/三河市尚艺印装有限公司

规　　格/开　本：787mm×1092mm　1/16
　　　　　印　张：11.75　字　数：153千字
版　　次/2014年12月第1版　2014年12月第1次印刷
书　　号/ISBN 978 - 7 - 5097 - 6498 - 5
定　　价/39.00元